ESSAI

SUR

LA PSYCHOSE DE ROLLINAT

ESSAI

SUR

LA PSYCHOSE DE ROLLINAT

PAR

Le Dr Félix CODVELLE

Médecin aide-major de 2e classe au 77e régiment d'Infanterie.

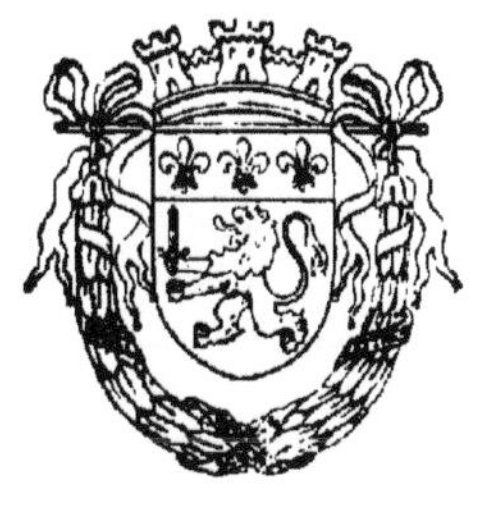

LYON

A. REY, IMPRIMEUR-ÉDITEUR DE L'UNIVERSITÉ

4, RUE GENTIL, 4

1917

MEIS ET AMICIS

A mon Président de Thèse

MONSIEUR LE PROFESSEUR JEAN LÉPINE

Professeur de Clinique des maladies nerveuses et mentales
à la Faculté de Lyon,
Médecin en chef de l'Asile de Bron (Rhône),
Médecin chef du Service Central de Psychiatrie de la XIVe région.

> Naguère, auditeur fervent de son
> cours magistral et des leçons cliniques
> de l'Asile, je n'ai pu oublier sa bien-
> veillance, ni le charme de son ensei-
> gnement. Il veut bien aujourd'hui
> présider cette thèse. Qu'il me per-
> mette de lui exprimer, avec ma pro-
> fonde reconnaissance, mon plus res-
> pectueux attachement.

AVANT-PROPOS

Une longue hésitation nous a empêché jusqu'ici de présenter, ainsi tronquée et incomplète, l'étude que nous entreprenions naguère avec tant d'espoir. Aux premiers temps de la campagne, les loisirs d'un long hiver flamand nous avaient permis de nous arrêter sur cette étrange figure du poète berrichon. Ces livres frénétiques, ces éclats stridents, douloureux, torturés, à l'accent si sincère, ne cachaient-ils pas un anormal, un malade? Des conversations éparses, quelques souvenirs des amis du poète, la lecture de ses nombreuses pages musicales précisaient peu à peu l'esquisse d'une physionomie attachante et bizarre, pleine d'imprévu et de relief. Nous aurions aimé suivre Rollinat dans sa vie tourmentée d'artiste; étudier pas à pas la marche envahissante de sa tristesse, de ces troubles qui constituent ce qu'il appelle sa « Névrose »; le voir s'agiter dans le succès et les plaisirs, entre le Chat-Noir et les salons à la mode; puis s'isoler brusquement au fond de son Berry, solitaire et morose, rongé peu à peu par une incurable maladie.

Des difficultés de tout ordre nous ont provisoirement arrêté. La vie du poète, un instant illuminée d'une gloire vite obscurcie, a donné naissance à un flot de légendes où l'on démêle malaisément la réalité. La plupart des anecdotes qui ont rempli les articles des journaux contemporains sont empreintes d'une fantaisie effarante. Dans la foule des hommes de lettres et des artistes à qui Rollinat a été mêlé, beaucoup ont aidé à composer cette figure extraordinaire où les amis du poète ont peine à le reconnaître. Nous nous étions adressé à ceux-ci pour nous documenter avec quelque certitude. Leur obligeance a droit à toute notre gratitude. Mais les exigences de la guerre nous ont empêché de consulter sur place les lettres de l'auteur des *Névroses*, les souvenirs de toutes sortes, le milieu qui lui était familier et qui a pu, dans une certaine mesure, modeler sa sensibilité. Nous espérons reprendre plus tard, dans d'autres conditions, cette biographie qui tirera tout son prix de ces documents inédits pour la plupart. Aujourd'hui, nous devons nous borner à vous présenter un tronçon de l'étude entreprise. Guidé par les notions, fort incomplètes, que nous avions de la vie du poète, il nous a semblé que son œuvre littéraire portait suffisamment la trace de ses caractères intellectuels ou émotifs, pour qu'il pût se dégager de leur analyse un portrait psychologique de Rollinat de quelque ressemblance. C'est l'essai que nous vous soumettons, sans nous en dissimuler les défauts ni les lacunes.

Mais une telle entreprise est-elle même légitime? De grosses critiques peuvent lui être faites, *à priori*.

1° La plupart des poèmes de Rollinat sont l'expression soit de ses propres émotions, soit d'états d'âme

« extraordinairement exceptionnels, » selon le mot de
Barbey d'Aurevilly, mais qui ne sont qu'une transpo-
sition des impressions propres du poète. C'est là que
nous trouverons le plus d'éléments pour le but que
nous nous proposons. Mais quelle garantie avons-nous
que Rollinat ait été sincère? Un recueil de poèmes est
loin d'être une confession, et il faut compter avec le
procédé du littérateur qui défigure au profit de l'effet à
obtenir les éléments vivants que lui fournissent ses
propres émotions.

Tout en faisant la part de cette déformation, le fonds
même de l'œuvre du poète est l'expression saisissante
de son propre cœur. Toute sa vie en témoigne. Trop
de lettres intimes, les témoignages nombreux de ceux
au milieu de qui il a vécu, les simples, les rustiques
de son entourage, en font foi. Le ton même de
l'œuvre, par ses gaucheries, ses faiblesses, ses éclats
rauques, indique que l'artiste si consciencieux a
sacrifié le souci de l'effet extérieur à l'expression
inégale mais sincère de sa passion.

2° Si une figure saisissante de relief et de vigueur
se dessine dans l'ensemble de l'œuvre de Rollinat,
nous sommes obligé, pour la dégager, d'utiliser le
procédé décevant, infidèle et dangereux des citations.
Il nous a fallu laisser dans l'ombre des strophes trop
longues, fatras parfois illisible, mais cependant centré
autour d'une idée ou d'une émotion caractéristiques.

Nous avons dû nous borner à citer au passage les
vers les plus précis, ceux où se cristallise une tendance
morbide, une idée obsédante, qui colore de teintes
nfiniment variées toute une longue série de poèmes.

Nous avons cité cependant beaucoup pour essayer de corriger, par la variété des nuances qu'elles expriment, ce que les lignes isolées auraient eu de trop schématique.

Mais une objection s'impose. Les états affectifs ainsi exprimés peuvent n'être que les plus exceptionnels, ceux dont l'excès a si bien frappé le poète qu'il les a le plus volontiers isolés et exprimés. Peut-on en déduire que ces émotions, ces sentiments, ont une place appréciable dans le cœur du poète ? Mais Rollinat s'est assez souvent répété, depuis ses poèmes de jeunesse jusqu'aux *Proses d'un Solitaire*, pour qu'on soit autorisé, de la fréquence même de leur expression, à conclure à l'importance des sentiments qu'il exprime.

Une courte biographie nous aidera à situer dans la vie de Rollinat l'œuvre que nous analysons.

Dans une *première partie*, nous étudierons les *sources d'émotion* principales du poète et les réactions qu'elles provoquent en lui.

Une *deuxième partie* mettra en lumière avec les matériaux ainsi recueillis le *caractère de Rollinat*.

Nous essaierons, dans la *troisième partie* de cette étude, de mettre en relief les *éléments pathologiques* de ce caractère, et de les rapprocher d'un type clinique déterminé.

Certes, le portrait ainsi dessiné sera incomplet. Nous ne trouverons que peu ou pas d'éléments qui nous permettent d'apprécier l'intelligence, la mémoire, l'attention du poète : notions fondamentales que seule la vie de Rollinat pourra nous apporter.

Nous n'y suppléerons ni par l'expérience clinique ou l'érudition qu'une longue étude de la psychiatrie aurait pu nous apporter. Nous n'invoquerons encore, pour excuser l'indigence de notre bibliographie, que les conditions dans lesquelles s'est élaboré ce timide essai psychologique.

A l'heure prochaine où nous irons d'un pas délivré sur une terre tranquille, ces pages nous rappelleront au moins la douceur des heures apaisées — si rares — que nous laissa un devoir impérieux. Ecrites au hasard des loisirs de la guerre, sans cesse interrompues, puissent-elles aujourd'hui témoigner seulement de la joie de notre effort !

Bouchavesnes, 14 janvier 1917.

ESSAI

sur

LA PSYCHOSE DE ROLLINAT

NOTICE BIOGRAPHIQUE[1]

Maurice Rollinat naquit à Châteauroux le 20 décembre 1846 d'une famille de magistrats. Son grand-père, Jean-Baptiste Rollinat, ancien membre de la Constituante (1848), était bâtonnier de l'Ordre des Avocats de Châteauroux. Son père, François Rollinat, suivit la même carrière. Ami de Ledru-Rollin et de Jules Favre, il se lia surtout avec George Sand. L'illustre Berrichonne, marraine de notre poète, nous présente ainsi le père et l'aïeul :

« J.-B. Rollinat était homme d'imagination et
« de sentiment, fou de poésie, très poète et pas mal
« fou lui-même, bon comme un ange, enthousiaste,
« généreux, prodigue...

« Doué d'une prodigieuse mémoire et d'un goût
« exquis, c'était à coup sûr une des plus heureuses
« organisations que le Berry ait produites.

« François Rollinat est un homme d'imagination
« et de sentiment, artiste comme son père, mais
« philosophe plus sérieux. »

[1] Tirée en partie de la Biographie de Rollinat par Maurice Dauray *(la Revue du Berry,* 1904, numéro consacré à Rollinat).

Docile aux traditions de la famille, Maurice Rollinat est, dès sa jeunesse, voué à la magistrature. Après d'honnêtes études au collège Saint-Pierre-de-Châteauroux, le voici clerc de notaire dans sa ville natale, puis à Orléans. Il copie d'une plume résignée les minutes et les contrats. Mais un autre désir s'éveille en lui. Le sang des avocats-poètes bout dans ses veines, plus ardent, plus impérieux. Il lui pèse de crayonner, au verso des feuilles officielles, les poèmes et les mélodies qui chantent en lui. Peu après la mort de son père (1868), Rollinat court à Paris où l'attirent sa vocation artistique — et son illustre marraine.

Nous l'y trouvons employé — pour le principe — à la mairie du VIIe arrondissement (Service des décès). Cette spécialisation lui parut souvent, dans la suite, vaguement prophétique. En tout cas, elle ne gêne pas le vol de sa Muse ténébreuse. Ses poèmes trouvent au club des « Hydropathes », puis au Chat-Noir, un succès appréciable. C'est là qu'il risque son premier livre, *Dans les Brandes*, 1877.

En 1883 paraissent *les Névroses*. Rollinat est lancé. Il s'est lié avec M. Donnay, Richepin, Mac-Nab, A. Daudet. Les salons littéraires lui sont ouverts. Il a déjà beaucoup d'ennemis, d'envieux : bref, c'est la gloire qui se lève. Son livre est passionnément attendu. Mme Sarah Bernhardt organise une soirée où le poète chante lui-même ses œuvres, avec cet accent inoubliable qui les transfigurait : c'est un triomphe délirant, inouï, où la clameur discordante des détracteurs renforce les acclamations passionnées des « véritables artistes... »

Or, en pleine gloire, quand Paris résonne encore de ces applaudissements, Rollinat s'est subitement éclipsé. Il a fui au loin, dans sa petite maison de Fresselines, tout au fond de son Berry. Fugue passagère ? Manœuvre de comédien soucieux de faire parler de lui ? Non pas. Depuis longtemps Rollinat sent qu'il s'épuise dans cette vie de plaisirs et de succès, ardente, tumultueuse et fausse. Sa tristesse et son dégoût se nourrissent de ses illusions qui tombent : la Nature ensorceleuse l'appelle, c'est elle qui calmera ses nerfs malades, sa chair exaspérée.

A Fresselines, dans la seule compagnie de cette douce amie qui put, mieux que l'épouse, le comprendre et le servir, il médite et compose. Son seul plaisir est la pêche à la ligne, ou les rêveuses promenades au long des brandes. Il ne quitte guère son ermitage que pour visiter quelques amis de son pays, ou courir à Paris où l'appellent les éditeurs. Quelques apparitions fugitives ont tenté de prolonger, après *les Névroses*, un succès qui ne survécut pas à son exil volontaire. Le poète, triste et inquiet des premières atteintes du mal qui devait l'emporter, s'enfonce plus âprement dans sa solitude. En 1895, la croix de la Légion d'honneur lui échoit sans qu'il ait fait un geste pour l'obtenir : rayon passager dans son orgueil éteint. La mort de sa compagne l'accabla : « Il prit peur de sa déchéance physique, il voulut en finir avec une existence qu'il craignait affreuse, lamentable. » (G. Geffroy, *Revue du Berry*, 1904, numéro consacré à Rollinat.) Une légère blessure fut le seul résultat de ce geste de désespérance

L' « entérite chronique » dont on baptisait officielle
ment la maladie du poète — en réalité carcinome
rectal — fut la vraie cause de sa mort. Il y succomba
le 26 octobre 1903, dans la clinique du Dr Moreau, de
Tours·

De cette longue période d'isolement sont nées la
plupart de ses œuvres : *l'Abîme* (1886); *la Nature*
(1892); *le Livre de la Nature*, choix de poésies pour
les enfants, avec une lettre de G. Sand (1893); *les
Apparitions* (1896); *Paysages et Paysans* (1899);
En errant; Proses d'un Solitaire (1903) (posthume).

Pour paraître : *les Bêtes, Ruminations* (proses);
Poésies de jeunesse.

PREMIÈRE PARTIE

LES SOURCES D'ÉMOTION CHEZ ROLLINAT

I. — LA MORT ET LE MACABRE

Placés comme les bornes d'un stade, restreignant
à un cercle étroit la course de la Pensée et du Rêve,
deux poèmes encadrent la série des *Névroses*. La première page s'ouvre sur un *Memento quia pluvis es*.
Le livre se ferme sur une *Epitaphe* et un *De Profundis*. Dialogue éternel du poète et de sa funèbre
Muse! Déjà la Mort voile parfois, d'un brouillard passager, le ciel serein des plus jeunes poésies. *Dans les
Brandes* s'en délivre avec quelque peine, mais elle
envahit *les Névroses*. La voici, plus revêche sous la
plume aride du philosophe dans *l'Abîme*. *Les Apparitions* s'enrichissent d'un nombre effrayant de macabres cauchemars et les dernières proses d'*En
errant* s'essayent à éclaircir, vaguement, son effrayant
mystère. On y chercherait en vain une philosophie,
voire une mystique. Les pages sont rares où Rollinat
tente un effort vers une compréhension métaphysique
ou scientifique de la Mort. L'Espérance chrétienne,
parfois s'éveille confusément, au fond de sa détresse :
fugitives lueurs d'un passé qui s'éteint et que ranime

le souffle frais d'une tendresse nouvelle. Le poète retombe bientôt dans le doute : on l'y retrouve à chaque pas dans son œuvre.

> Je vais au hasard de mon être
> Me recoucher dans le Néant
> Où je dormais avant de naître...
> > *(L'Abîme*, p. 170 : Mane, Thecel, Pharès.)

Et s'il a interrogé :

> La forme aujourd'hui dépassée
> Se ranime ailleurs désormais ?
> Une voix répondit : « Jamais ! »
> Aux prières de ma pensée...
> > *(Les Apparitions*, p. 255 : le jour des Morts.)

Dans « Ce que dit la Mort » *(En errant)*, le doute demeure la seule réponse à l'homme « avide d'aperçus d'outre-tombe » et « qui prétend à l'Immortalité »...

Plus saisissante par l'énigme effrayante qu'elle contient, la Mort s'entoure encore, aux yeux de Rollinat, du cortège fantastique des images macabres. Le penseur s'étonnera longuement devant le mystère insondable de la tombe ; il emportera, au fond de sa pensée, l'idée constante de ce but unique et fatal qui colorera sa méditation d'une teinte attristée et austère. Mais l'artiste suit d'un œil avide et effrayé, à la fois, la lente décomposition du corps que la vie a abandonné :

> C'est l'habillement du cadavre pour la tombe... sa croissante rigidité... enfin le drame humide et ténébreux qui va si lentement, si étroitement s'accomplir dans cette profondeur oblongue et hermétique...
> > *(En errant.)*

Etrange fascination ! En exergue à son plus beau livre, la parole de Job a jailli de ses lèvres.

Putredini dixi : Pater meus es
Mater mea et sonor mea, vermibus...

Ce n'est pas un événement nouveau dans l'histoire littéraire. Les poètes de tous temps n'ont eu garde de négliger une telle source d'émotions. Les plus classiques et les plus mesurés ont fréquemment usé des modes funèbres. Les romantiques ont animé, au rythme des ballades allemandes, des spectres et des squelettes. Et les maîtres que rappelle constamment la manière de Rollinat : Beaudelaire et Edgar Poe, ont porté la fantaisie macabre à une intensité inouïe. Une mystique à peu près nulle, une philosophie d'une indigence exceptionnelle laissent le champ libre à des nerfs avides de frémir d'un frisson nouveau. Rollinat s'est plongé ardemment dans la source empoisonnée. De toute sa sensibilité exaspérée, de tous ses nerfs tendus, il a senti la volupté d'avoir peur ; il a vu avec délices le cauchemar peupler sa solitude et il s'est enivré du tourment volontaire et de l'angoisse de la Mort. Mais il y a laissé en échange la paix de son cœur et de sa raison. Beaudelaire martelait et ciselait, du dehors, avec le soin du maître d'*Emaux et Camées* les précieuses morbidités des *Fleurs du Mal ;* et son souci de l'effet nous assure de sa maîtrise de soi. Rollinat, bien plus sincère, se débat dans la vision qu'il a fait naitre et qui le torture, il étale sa vraie « Névrose » avec la brutalité, la naïveté gauche et le mouvement saisissant d'un primitif. Certes, tous ses poëmes macabres n'ont pas ce caractère. Le sourire ironique du Chat-Noir apparaît invinciblement derrière la truculence et l'excessive férocité de certaines pages, de celles qui faisaient trembler d'épouvante les bourgeois sensibles de jadis. Nous éviterons de prendre au pied de la lettre des poèmes comme celui-ci :

LE FOU

Je rêve un pays rouge et suant le carnage
Hérissé d'arbres verts en forme d'éteignoir,
Des calvaires autour, et, dans le voisinage
Un étang où pivote un horrible entonnoir.

Farouche et raffolant de donjons moyen-âge,
J'irais m'ensevelir au fond d'un vieux manoir.
Comme je humerais le mystère qui nage
Entre de vastes murs tendus de velours noir !

Pour jardins, je voudrais deux ou trois cimetières
Où je pourrais tout seul rôder des nuits entières.
Je m'y promènerais lugubre et triomphant,

Escorté de lézards gros comme ceux du Tigre.
— Oh ! fumer l'opium dans un crâne d'enfant
Les pieds nonchalamment appuyés sur un tigre !

(Les Névroses.)

N'est-ce pas que l'illustre cabaret n'est pas bien loin de ces étonnants « Deux ou trois cimetières » où le macabre solitaire promène ses lézards et ses triomphes lugubres?...

Mais un tout autre accent anime de plus belles pages. Ce n'est pas une simple préoccupation d'artiste qui le force à chercher dans les charniers les teintes imprévues d'une palette neuve. C'est tout le mouvement originel de sa sensibilité qui l'y porte. D'instinct

Poète épris du sombre et du hideux,
(Les Névroses, p. 255.)

les visions funèbres lui plaisent et l'émeuvent. Certains tableaux comme « le Convoi funèbre » *(dans les Brandes,* p. 140), « le Cimetière aux violettes » *(dans les Brandes,* p. 240), sont des esquisses légères, sans fièvre, sans tourment, simples croquis d'album d'un impressionniste. Mais ce sont là des cas exceptionnels. Le grand souci du poète est, non de décrire, mais de sentir. C'est de l'intensité même de l'impression reçue que dépendront l'éclat et la vigueur du poème. Aussi avec quel soin il recherche le « frisson ».

N'est-il pas

Celui qui, des heures entières
Comme un fantôme, à pas menus,
Escorte jusqu'au cimetière
Des enterrements d'inconnus...
(Les Névroses : la Céphalalgie.)

Il s'appelle lui-même, dans « le Cœur guéri » :

Moi, le suiveur des funèbres convois.
(Les Névroses, p. 125.)

De ces étranges promenades, de cette atmosphère funèbre, il tire les éléments de ses rêves macabres. Ce qui l'intéresse, ce n'est ni la douleur des veuves, ni l'indifférence du cortège, ni la couleur psychologique de la foule : son imagination s'épuise à poursuivre, au delà des funérailles, la nauséeuse transformation du cadavre. C'est pour cela qu'il visite la Morgue...

Noyés, pendus, assassinés...
Car ils sont la chère pâture
De mes regards hallucinés...

(Les Névroses, p. 374.)

Hanté par le putride et le décomposé,

Sondeur du triste et du malsain,

il s'avance à la recherche de la sensation morbide,

Car l'horreur est un aliment
Dont il faut qu'effroyablement
Je me repaisse.

(Dans les Brandes, p. 277 : Où vais-je?)

Parfois, l'émotion tant désirée paraît se dérober. Certains poèmes semblent, à force de minutie et de précision, porter la trace d'un effort méthodique et patient qui fasse surgir enfin le « frisson ». Mais le poète n'y atteint pas à coup sûr. Pour que les images évoquées aient ce pouvoir de lui faire courir à fleur de peau ce frémissement d'angoisse, il ne suffit pas qu'elles soient nombreuses ou intensément colorées. Il faut encore qu'elles se dégagent de cette marque personnelle, du coin où l'esprit qui les a forgées les reconnaîtra comme siennes, et n'en sera pas ému. Il faut qu'elles éveillent les couches plus confuses de la conscience et du souvenir, y revêtent des caractères étrangers et nouveaux : elles sembleront alors avoir surgi du dehors, de l'infini du mystère ambiant et s'imposeront profondément à la sensibilité du poète. Sinon, l'effet se réduit à une énumération parfois pittoresque, souvent fastidieuse, de scènes macabres, et

gênante par l'échec visible de l'effort, le manque
absolu d'émotion vraie. Lisons par exemple « la
Morte » *(Dans les Brandes*, p. 262) :

> Je viens d'enterrer ma maîtresse
> Et je rentre, au déclin du jour
> Dans ce gîte où la Mort traîtresse
> A fauché mon dernier amour.

Pour une circonstance aussi pénible, la nature ne
pouvait manquer de s'affliger :

> La nature tout entière
> Se cachait le front dans les mains.

Et plus loin :

> Oh ! oui ! la nature était triste !

La prairie, l'herbe, les moutons, tout est navré.
Mais le poète n'en semble pas autrement touché. Il
tourne son imagination vers le cercueil, source iné-
puisable d'images qui font peur.

> Je crois voir sa tête sans joue !
> Horreur ! son ventre s'est ouvert !

Mais la « terreur » ne vient pas — et c'est d'un
ton passablement indifférent que Rollinat termine

> Quel drame que la pourriture !

Certes, il a été souvent plus ému et plus inspiré.
Mais on retrouve ailleurs et fréquemment ce travail
presque méthodique, cette recherche minutieuse, ce
luxe de détails, qui ne s'arrêtent que dès que le seuil

de l'excitation émotive est dépassé. La longue série des poèmes macabres en témoigne, en même temps qu'elle marque la part énorme que les choses de la Mort tiennent dans l'esprit du poète (lire « l'Enterré vif » « la Morte embaumée » « la Putréfaction » *(les Névroses)*, et tant d'autres).

Nous retrouverons ce procédé en étudiant les réactions de Rollinat aux impressions de la Nature. Nous y noterons, avec les plus belles pages, la même recherche de ce « tourment volontaire », de cette angoisse voluptueuse enfin réalisée quand les images évoquées semblent dégagées du contrôle intellectuel de l'artiste et l'entourent et l'oppressent jusqu'à la torture... Suivant l'inclination originelle de la sensibilité, aiguisée encore par une longue éducation volontaire qui l'a apprise à percevoir la plus légère impression funèbre, — il semble que Rollinat ne note volontiers que les teintes qui éveillent en lui l'idée de la mort. La lumière, la joie éparses aux douces matinées de printemps le laissent indifférent. En vain, au dehors, la Nature et la Vie chantent intensément des hymnes de bonheur, de triomphe et d'espoir, les divines tristesses des automnes, ou les enchantements ineffables des pures tendresses. Le cœur du poète ne résonne qu' « au son des musiques mineures » — mais sa vibration est profonde et prolongée et l'ébranlement une fois provoqué se propage à travers tout son être. Le choc initial, la nuance subtile qui décident de cette orientation de ses pensées vers la Mort, il les trouve partout : ils sont dans le vent « funèbre » qui gémit à travers les brandes *(Dans les Brandes* : « la Lune »,

« la Mare aux grenouilles », etc.). Dans les prés et les marécages, dans les taillis énigmatiques

Qui semblent revêtus d'un feuillage de Mort

Dans les prés neigeux où la Mort

A symboliquement dans le soir qui s'endort
Tendu l'immensité de ses draps funéraires.
(*Les Apparitions* : Soirs de Neige.)

Des couleurs ou des sonorités indifférentes s'enrichissent soudain d'une tonalité lugubre : le poète parle des cheveux noirs de son amante

La voix morte du spectre à travers son linceul,
Le verbe du silence au fond de l'air nocturne,
Ils l'avaient ! Voix unique au monde que moi seul
J'entendais résonner dans mon cœur taciturne.
(*Dans les Brandes*, p. 77 : les Cheveux.)

Un cabaret rectangulaire semble

Oblong comme une bière.

Ailleurs, des rochers paraissent

... figurer un couvercle de bière
Qui serait tout debout sous les grands cieux pensifs.
(*Les Névroses*, p. 204 : les Rocs.)

Dans *les Apparitions* : le Jour des Morts.

... là couchés, de vieux troncs pourris
Semblaient des gisements de bières...

Le silence même des paysages l'inquiète.

Silence des cœurs *morts* et des âmes *damnées*

Ils ont tout ce qui trouble et tout ce qui fait peur.
(Les Névroses : les Rocs.)

etc., etc.

Peu à peu, cette impression macabre domine toutes les autres. Le poète s'est volontairement écarté du monde, dont le tourbillon trouble les libres mouvements de son imagination et de son cœur. Sa solitude s'anime souvent, certes, du commerce affectueux de ses amis. Mais il élimine presque toutes les impressions extérieures, capables de modifier le cours de sa sensibilité entraînée vers un abîme de tristesse funèbre. Dans le milieu qu'il supporte autour de lui, c'est lui qui donne le ton. Rien n'empêche le flot de ses images macabres de s'élargir, de submerger peu à peu toutes ses autres impressions, ses sentiments ou ses idées...

Rollinat concentre son esprit sur cette vision de la Mort, la seule qui parle en même temps, et avec quel accent ! à sa raison, à son imagination et à ses nerfs. Il l'avoue fréquemment :

> Comme tous mes frères mauvais
> Je tourbillonne vers la tombe,
> Mais mieux qu'eux je sens que j'y tombe
> En songeant toujours que j'y vais.
(L'Abîme, p. 148 : la Vanité.)

C'est plus qu'une préoccupation intellectuelle. Tous ses sens y prennent part : C'est l'homme qui

> ... exact à nourrir
> Sa funéraire inquiétude
> *Se regarde* et *s'entend* mourir.
(L'Abîme, p. 234 *:* le Mort vivant).

Il prend la peine d'écrire son épitaphe : c'est celle d'un malheureux qui

> Frémit pendant sa vie entière
> Et ne songea qu'au cimetière...
>
> *(Les Névroses :* l'Epitaphe).

Ce n'est pas que cette perspective l'enchante. Si les pensées de Rollinat gravitent étroitement autour de l'image de la Mort, elles s'y colorent d'une teinte douloureuse. Cette concentration de la pensée est sans cesse marquée des mots d' « ennui », de « chagrin », de « torture »,

> Et pour les torturés, la Mort et un doux havre,

car, étrange ironie, la Mort seule délivrera notre poète du tourment que son image lui fait subir.

L'idée de la Mort n'est pas toujours aussi profondément consciente, et les facultés psychiques supérieures ne s'en émeuvent pas toujours intensément. Comme un mécanisme trop sensible, l'ensemble des associations d'idées funèbres se déclenche à la moindre impression. La Mort passe, le poète la sent, l'exprime et revient à d'autres images indifférentes. Des images lugubres se glissent étrangement dans certains poèmes, sans altérer la sérénité de l'ensemble : ainsi les dents de son amante

> Ces merveilleuses dents, froides, immaculées,
> Qui savaient
>   ... prendre un air mutin
> Et s'épanouissaient en un rire enfantin.

Brusquement, il les imagine couvertes de la « rouille de la terre »

> Ainsi que sur les dents d'une tête de Mort
> ... Je voyais la mâchoire horrible ricanant
> Dans une bière, puis à la fin s'égrenant...

Et sans transition, il revient à des images souriantes. La vision macabre, évoquée par une impression sensorielle — ou par son souvenir — s'écoule librement, comme si elle était prête, ordonnée d'avance dans la subconscience du poète. Puis, elle disparaît comme elle était venue, sans transition, sans qu'une modification affective dans le ton du poème en marque le passage. Cette sorte d'interpolation psychique est assez rare. Plus souvent, si l'idée de la Mort ou une image funèbre quelconque naît avec cette allure imprévue dans l'imagination de Rollinat, il s'en rend compte, et en note le caractère étranger, obsédant, souvent pénible. Ainsi dans « Notre-Dame-la-Mort » (*les Névroses*, p. 186) :

> Dans nos ivresses, dans nos fièvres
> Toujours passe un spectre troublant :
> C'est l'éternelle Dame en Blanc...

Ici, ce n'est plus à la suite d'une excitation volontaire que l'impression funèbre s'est présentée. Elle surgit d'elle-même, si nette que Rollinat n'y retrouve plus sa propre pensée et qu'elle semble venue du dehors. Elle s'accompagne alors souvent de cette angoisse imprécise, de cette sensation

> ... Très vague, et qui pourtant vous gêne
> A mesure qu'elle s'enchaîne
> A votre méditation...

Ce n'est plus l'*idée fixe,* privée de ton affectif. C'est l'*obsession douloureuse* contre quoi le poète lutte. Lutte décevante car

> On a dompté l'ennui qui mord...
> Et libre, nonchalant et fort,
> On s'en va sans rien qui vous navre ;
> Soudain le Sphinx-Tête-de-Mort
> Passe et dit « Tu seras Cadavre ».
>> *(Les Névroses,* p. 189 : Papillons.)

Mais, quel soulagement si dans l'apaisement d'une tendresse nouvelle, il reprend empire sur lui-même :

> Enfin, je nargue l'attirance
> Epouvantable du cercueil.
>> *(Dans les Brandes :* Fuyons Paris.)

Paix fugitive. Partout la Mort le harcèle

Mort dont l'appel sans cesse au tombeau me convie.
>> *(Les Névroses :* Ballade des Nuages.)

Le poète s'effraye de cette marée envahissante d'images funèbres. Lui qui a noté avec d'étranges délices les tons attristés des paysages, il voit avec terreur ces mêmes images qu'il a créées, mais qu'il ne reconnaît plus, s'imposer sans cesse à sa vue. Avec quel accent il se lamente !

> Le lit de bois jaune où je couche
> Me fait l'effet d'un grand cercueil ;
> Ce que je vois, ce que je touche,
> Sons, parfums, tout suinte le deuil...

Nouveau souci, torturant, pour Rollinat : du fond de sa solitude, il observe l'agitation, le désordre de son

imagination. De toute sa force d'analyste scrupuleux,
il concentre son attention sur ces phénomènes angoissants. Il les exagère encore en les isolant et en les
examinant sans cesse. L'obsession macabre se greffe
sur l'idée fixe de la Mort. N'est-ce pas lui qu'il
dépeint :

> Enroulé dans mon spleen ainsi qu'en un linceul,
> Ayant l'illusion d'être absolument seul
> Au milieu de l'opaque et rauque multitude.
>
> Fils de ma dangereuse imagination,
> Mille sujets hideux plus noirs que les Ténèbres
> Défilaient comme autant de mirages funèbres
> Dans mon esprit gorgé d'hallucination.
>
> *(Les Névroses :* la Chimère.

Mais s'il réussit le jour, à « maîtriser sa névrose »,
la nuit le livre au cauchemar atroce. Dans ce moment
qui précède le sommeil, où la conscience, la volonté
semblent déjà endormies, chaque sensation, chaque
reflet, chaque sonorité déchaînent un torrent d'images
funèbres : si précises, si intenses, si colorées qu'elles
semblent projetées au dehors, et qu'on croirait d'abord
à une véritable hallucination. C'est l'amante morte
que le poète voit assise, nue, au clavecin.

> Ses doigts cadavéreux voltigeaient sur les touches.

Longue description haletante, précise, atroce, de
l'apparition qui maudit son amour et glorifie la tombe.

> Réjouis-toi, cercueil ! Lit formidable et pur !
> ... Et toi, poète épris du Sombre et du Hideux,
> Râle et meurs !

Et la mélodie est si terrible

Qu'en l'écoutant, Chopin eût frémi d'épouvante.

Rollinat se garde de s'oublier :

Et moi, dans mon lit, blême, écrasé de stupeur,
Mort vivant n'ayant plus que les yeux et l'ouïe,
Je voyais, j'entendais, hérissé par la Peur,
Sans pouvoir dire un mot à cette Eve inouïe.

Et depuis, chaque nuit, ô cruel cauchemar,
Quand je grince d'horreur, plus désolé qu'Electre,
Dans l'ombre, je revois la morte au nez camard
Qui m'envoie un baiser avec sa main de spectre
(Les Névroses : l'Amante Macabre.)

Dans le sommeil, la Mort s'installe en reine dans l'imagination du poète. Débarrassées du contrôle de la conscience, mille images se pressent et s'agitent devant ses yeux. C'est la série extraordinairement variée des poèmes macabres. Tantôt c'est toute une scène ordonnée, logique, qui laisse au réveil une impression durable. Tantôt c'est un défilé disparate de spectres et de charognes : têtes coupées, formes cadavéreuses. En tout cas, le cauchemar est habituel : si bien que Rollinat redoute l'approche de la Nuit, s'affole d'avance à l'idée de la torture, de la peur inévitables, imagine son cauchemar avant de l'éprouver; c'est lui qu'il dépeint dans l' « Angoisse » *(les Apparitions, p. 28)...* Sous les traits de cette « Dame sans sommeil » :

Par ce mortuaire novembre
Elle fait sa lecture au lit,
Mais c'est des yeux seuls qu'elle lit,
Car elle suspecte sa chambre.

Tout y est tranquille et reposé. Qu'importe :

> ... En son esprit passent, déjà moins sourds,
> Les Frissons de l'inquiétude...

De sa crainte imprécise s'isole, se cristallise peu à une image terrifiante

> ... Et tout à coup réalisée
> Par sa folle terreur, lui vient une pensée...

Un assassin est là, derrière un rideau qui bouge... C'est mieux qu'une pensée; ses sens y prennent part.

> Et tandis qu'elle voit la forme
> Fixe au mur...
>   etc...

L'illusion, l'hallucination peut-être semblent créées.

Ainsi, pivot émotif de l'œuvre de Rollinat, la Mort détermine chez le poète des réactions très différentes, suivant la part qu'y prennent la conscience et la volonté. Aux extrêmes, le processus émotif est exactement inverse : tantôt Rollinat, dominant l'idée de la Mort de tout l'empire de sa raison lucide, saisit une impression sensorielle funèbre (un mort qu'on enterre, par exemple), l'entoure d'un flot d'impressions surajoutées, mais toutes identiquement tournées vers le macabre, et s'exerce à ressentir l'émotion, le frisson qu'elles éveillent, l'angoisse où il se baigne avec volupté.

Au contraire, dans d'autres pages, nous trouvons le poète plongé dans un seul sentiment, l'anxiété funèbre, que ne vainquent ni la raison, ni la volonté. De cette terreur initiale se dégagent des sentiments plus précis, des images plus nettes, jusqu'à prendre peu à peu la forme et la couleur vigoureuses des objets réels :

Entre ces cas extrêmes, on trouve une gamme infinie d'impressions et de réactions diverses. Nous avons essayé de les suivre, montrant comme chaque étape de cette marche funèbre se greffe sur la précédente. Nous en dégagerons plus loin la valeur psychopathique. Cette image de la Mort, nous la rencontrerons encore chez Rollinat dans son attrait vers le Morbide et le Mal; dans l'expression même de son affectivité supérieure. Mais nous allons la retrouver surtout dans la Nature enchanteresse où il s'est réfugié passionnément — y cherchant en vain la paix divine — au fond de cette petite maison rustique qui aurait pu porter la mélancolique devise du solitaire :

Parva domus. — Nulla quies...

II. — LA NATURE

Il l'a aimée d'un amour rustique et franc, de tout son cœur sincère de Berrichon déraciné qui revient comme à un refuge aux horizons inoubliés de sa terre natale. A travers ces pages sereines et souriantes qui sont comme un apaisement au milieu de l'éternel tourment des poèmes de Rollinat, on sent passer l'haleine tranquille, un peu âpre parfois et comme terreuse, de ces paysages du Berry, d'une grâce si harmonieuse et si mesurée. Il n'est pas un grand voyageur. De sa maison de Fresselines, juchée haut entre les deux Creuses, toute la nature s'ouvre à lui. Voici la rivière ensorceleuse, les pacages et la brande où descend la nuit inquiétante, la forêt mystérieuse et diverse. Mais il les anime de toutes les nuances, de tous les mouvements de sa sensibilité suraiguë de poète et de visionnaire. A ses plus beaux jours, les images claires et simples de la vie rustique lui ont donné le calme et la paix du cœur. Il a suivi d'un œil charmé les ébats des poules picoreuses, des chiens familiers, et a souri à la modestie touchante du petit veau. Mais la fièvre et la passion donnent peu de répit au poète. C'est d'un œil plus troublé qu'il regarde d'ordinaire la nature où il s'isole. Tous ces reflets, ces murmures, ces frémissements, c'est l'obscur tressaillement d'une vie confuse, éparse dans la terre et l'eau, et le ciel voilé. Une âme rudimentaire s'agite sourdement dans ces chênes trapus, ces peupliers plaintifs. Il lui prête ses inquiétudes, ses tristesses. Il la sent pleurer et souffrir comme son âme à lui, et l'ayant revêtue de ses émotions propres, il l'admire d'être si proche de lui, si intime, si fraternelle.

> Je suis le Pèlerin hanté
> Par la Nature : à moi sa pleine étrangeté !
> ... Je l'aime et je la crains, car je sens en tous lieux
> S'ouvrir et se fermer ses invisibles yeux.
>
> ... Car je sais que son âme a l'intuition
> De mon âme où se tord la désolation
> ... Et ses rêves qui sont les miens font sa torpeur,
> Son échevèlement, sa crainte, sa stupeur...
>
> (*Les Névroses*, p. 35o : la Ruine.)

Aussi, avec quel soin Rollinat guette les gestes imprécis, les vagues chuchotements de toute cette vie mystérieuse ! Poète descriptif, il ne se préoccupe pas de noter des couleurs ou des lignes qui fassent un tableau enchanteur, mais des teintes et des mouvements qui trahissent un sentiment, une passion. Les paysages lui prêtent des formes : il les anime et les transfigure. Dans les soixante vers de l' « Allée de Peupliers » *(les Névroses,* p. 130) on ne note qu'une seule indication de couleur.

Sur des fonds sulfureux teintés de vert-de-gris.

Tout est enlevé en gris sur gris, eau forte vigoureuse et passionnée. Mais tout est attitude et mouvement. Il parle de la « lueur torse de la foudre », d'un bruit « houleux, galopant, élastique ». Les sonorités sont toutes « bruissantes », « vibrantes ». Mais surtout il entend les peupliers se plaindre et gémir, et frissonner d'un frisson humain.

Les silences même et l'immobilité prennent une signification saisissante.

La rivière immobile et nette comme un marbre
S'enivre de stupeur, de rêve et de sommeil.
(Les Névroses, p. 137 : la Rivière dormante.)

Les blocs inertes trahissent encore l'âme de la Nature :

En voyant l'aspect dur et terrible qu'ils ont,
J'en arrive à songer que les rochers ne sont
Qu'un figement nombreux de sa révolte ancienne.
(Les Névroses, p. 352 : la Ruine.)

Mais si cette rivière, cette forêt, ces troncs noueux, ont des pensées et des désirs, si ces formes étrangement tordues sont les gestes figés de leurs colères et de leurs souffrances, la nature n'est plus le refuge apaisé où puisse se calmer un cœur fiévreux et surexcité. C'est un monde infini, mystérieux, inquiétant, hostile, où s'estompent des mauvais vouloirs, où s'ébauchent de formidables menaces, où le danger sourd à chaque pas...

Et toute l'énigme contenue entre le ciel et la terre s'y concentre. La Mort y rôde, et peut-être des âmes damnées s'y agitent confusément... Le frisson d'inquiétude que Rollinat cherchait au long des cimetières il l'a retrouvé en errant dans le mystère des vallées brumeuses, des brandes désolées. Il les a peuplées, suivant son penchant funèbre, d'âmes mortes et de revenants. Les molles clartés des nuits ont tissu aux paysages familiers des suaires et des linceuls, et le vent a prêté sa voix aux spectrales chuchoteuses de son délire. Il n'a donné une âme à la Nature que pour y retrouver la sienne, angoissée, lugubre et désespérée.

Aussi, quels accents prennent les paysages ainsi travestis ! Le Deuil et l'Angoisse les enveloppent : voici le Pacage où il s'égare :

> Couleuvre gigantesque, il s'allonge et se tord
> Tatoué de marais, hérissé de viornes
> Entre deux grands taillis mystérieux et mornes
> Qui semblent revêtus d'un feuillage de Mort...

Un donjon « sépucral », un bois « inquiétant », un « hameau » hideux

Font à ce pré sinistre un cadre désolé.

Mais le poète n'a cure de se soustraire à cette impression désastreuse. Un phénomène étrange se produit. Cette inquiétude éternelle qui ne l'abandonne pas se fixe sur ces taillis, ce vieux château, sur toutes ces images affreuses. Sa peur imprécise a pris la forme de ces objets qui l'entourent et on dirait qu'elle vient d'eux, et non de lui. A tirer ainsi son effroi de choses *réelles*, Rollinat ressent une impression délicieuse, un frisson ensorcelant. De l'angoisse vague et torturante qui est en lui, il a modelé deux ou trois images terrifiantes et une peur nouvelle le fascine et le charme. Le pré « sinistre » l'attire invinciblement :

> Aussi l'œil du poète halluciné sans trève
> En boit avidement l'austère étrangeté.

Déjà, tout enfant, ce paysage lui a inspiré de vagues effrois. Maintenant il y nourrit son désir de frissonner.

> J'aimais à me trouver dans ce grand pré, tout seul,
> Cependant que la nuit déroulait son linceul.
> *(Dans les Brandes*, p. 87 : le Pacage.)

Cette imagination toujours en éveil invente au delà des images tranquilles de la nature un monde agité, inconnaissable, invisible, dont on peut tout craindre. Sous les arbres

> Le poète frémit comme s'il avait peur
> Sachant qu'un drame étrange est joué sous ces dômes
> Par les bêtes, le jour; par les spectres, la nuit.
> *(Dans les Brandes*, p. 112 : les Arbres).

Ailleurs, c'est la rivière qui le charme

J'ai l'inquiétude, le goût maniaque de cette masse reluisante, attirante et suspecte...

(En errant : Pêcheurs de truites.)

Et plus loin

Je l'écoute, cette redoutable hallucineuse de l'œil et de l'oreille, cette onde énigmatique où se trament les complots du vertige et de la Mort, et qui dégage si capiteusement du frisson, du drame, du cauchemar, presque du Fantastique dans la Nature.

(En errant : Pêcheurs de truites.)

Car le Fantastique n'est pas une simple conception de la fantaisie humaine :

Le Fantastique que nous prétendons imaginé par l'homme, nous vient tout entier de la nature. Ses intérieurs de forêts, ses grottes, ses cavernes ne semblent-ils pas les couloirs des spectres, les palais des esprits, les salles d'attente de la Mort? La Neige, le mystère blanc? Sa brume : la Tendue des Suaires?

(En errant, 219.)

Aussi est-ce d'un pas mal assuré que le poète se hasarde le soir à cette heure « un peu hagarde » où s'éveillent les « lavandières ».

Je longe une lande blafarde
Et pour me rassurer je chante à demi-voix...

Et soudain une apparition surgit : une vieille femme lave du linge dans l'étang. D'où vient cette « Sépulcrale inconnue »? Cette « Sorcière aux yeux jaunes » bat un linge

Qui pourrait bien être un linceul...

La raison abandonne le poète : tous les objets deviennent menaçants, hideux

> Alors, tout à l'horreur des choses
> Si fatidiques dans leurs poses,
> Je sens la peur venir et la sueur couler...

Il s'enfuit. Il trébuche dans les ronces et les trous, s'affole dans cette hostilité partout dissimulée. La tempête le poursuit et s'acharne et il se retrouve chez lui...

> Si livide et si fou de stupeur
> Que son apparition fait peur !

Comme aux visions créées par son imagination macabre, il s'enivre aux mystères angoissants de la Nuit. Ce frisson de peur, il le provoque savamment, avec une méthode sensuelle et raffinée. Il l'exprime longuement dans « la Nuit de novembre » *(les Névroses,* p. 393).

> Le ciel était si lumineux
> Que les rochers devaient sentir passer entre eux
> Des caresses de lune et des frissons d'étoiles...

Nuit plus claire qu'une nuit réelle : tout

> Se détaillait à l'œil ainsi que dans les rêves
> ... Alors que de Mystère et que d'étrangeté !

Rollinat recherche la vision fantastique qui peut-être va surgir.

> Sans doute un mauvais sort allait m'être jeté
> Par un fantôme blanc rencontré sur ma route?

Explorateur frissonnant, il s'avance dans la nuit

> Savourant sa longue inquiétude...

Pour la nourrir plus sûrement, il a pris avec lui son Edgar Poe « farouche » :

> Ce bréviaire noir des amants de la Mort.

Et dans l'attente

> Du fantôme prévu pendant cette nuit-là,

le poète relit les pages ensorcelantes :

> Seul ! tout seul, au milieu du silence inouï,
> Avais-je la pâleur d'un homme évanoui
> Quand j'ouvris le recueil de sinistres nouvelles
> Qui donnent le vertige aux plus mâles cervelles ?
>
> ... Et je lus à voix basse « Hélène », « Morella »,
> Le Corbeau, le Portrait ovale, Bérénice,
> Et — que si j'ai mal fait le Très-Haut me punisse ! —
> Je relus le Démon de la Perversité...

Mais, le livre fini, une vision terrible apparaît, un spectre tenant un corbeau se dresse contre le ciel illuminé...

> Fou, je m'enfuis, criblé par les rayons stellaires,
> Et c'est depuis ce temps que j'ai peur des nuits claires.

Ainsi, la Nature où Rollinat devait trouver le calme donne un élan nouveau à son angoisse et à sa préoccupation douloureuse de la Mort. La Peur si souvent désirée et volontairement provoquée se dresse devant lui, impérieuse, torturante

> Il me faut voir sans cesse, où que mon regard plonge,
> En tous lieux, se dresser la Peur sur mon chemin
> Et l'ombre de la Mort devant moi se prolonge...

Nous reviendrons sur cette angoisse et nous essaierons de l'analyser et de la définir. Le poète la traîne
comme un tourment bien aimé. Elle a donné une
teinte étrange et savoureuse aux images que ses sens
ont puisées dans la Nature et dans la Mort. N'est-ce
pas elle encore qui l'attire, quand il recherche aux
Jardins enchantés du Morbide et du Mal de véné-
neuses et d'éclatantes floraisons ?

III. — LE MORBIDE ET LE MAL

Edgar Poe fut démon, ne voulant pas être Ange,
Au lieu du Rossignol, il chanta le Corbeau
Et dans le diamant du Mal et de l'Etrange
Il cisela son rêve effroyablement beau.

(*Les Névroses :* Edgar Poe.)

Derrière ce guide génial, Rollinat essaie de faire
son chemin. Comme lui, il raffine l' « intense », il
« aiguise l'atroce », et s'avance, ivre de sensations
neuves, au bord vertigineux des abîmes du Pervers
et du Malsain. *Les Névroses* sont le fruit de cette
recherche « d'états d'âmes effroyablement exceptionnels » (Barbey d'Aurevilly). Mais *l'Abîme, les Apparitions* témoignent encore de l'effort visible du poète
pour s'initier à ces caractères déformés et vicieux et
deviner leurs rêves sinistres ou ambigus, leurs impul-
sions forcenées, leurs passions et leur angoisse. Il ne

nous appartient pas d'en apprécier le résultat littéraire. Mais la gaucherie sensible de l'expression, la
maladresse des attitudes nous affirment que Rollinat
a eu de la peine à cette adaptation. Ses criminels sont
brutaux, agités, bavards et parfaitement incolores,
psychologiquement parlant. L'effarant « Soliloque de
Troppmann » *(les Névroses*, p. 285) chante en vers de
mirliton un fait divers passionnant pour des amateurs
de cinéma. Le « Bourreau monomane, le Voleur », etc.,
nous présentent des personnages identiques : ivres de
sang, insensibles, absolument dénués d'intérêt. Après
tout, ces fous moraux, ces dégénérés étaient un bien
pauvre terrain d'exploration. Mais le poète n'a pas
mieux pénétré des états d'âme plus accessibles. Les
« Buveur d'absinthe », par exemple, le Mot de
l'Enigme *(les Névroses)* ne sont que dessinés du dehors
d'ailleurs vigoureusement, par un artiste habile à
saisir le détail nauséeux et la ligne hideuse. Mais
tout cela est trop étranger à lui. « Penché sur le
Gouffre pervers », Rollinat s'affirme malgré lui un
cœur simple, naïf, incapable de deviner le Mal quand
il n'en ressent pas lui-même les atteintes. C'est pour
avoir voulu pousser à fond le portrait de ses assassins
et de ses maniaques qu'il en a étrangement faussé le
caractère. Mais lorsqu'il s'est approché des inquiets,
des douteux, lorsqu'il lui a suffi de laisser parler
son cœur malade, il a trouvé le mot expressif, la
phrase saisissante. Il s'est étonné douloureusement
de sentir passer dans son cerveau des images criminelles. Il s'y est attardé, les a isolées, et leur a donné
ainsi une ampleur et une force excessives. Ces « bouf-

fées du crime » qui le traversent vont le vaincre peut-
être ? Elles le pressent, obsédantes, terribles.

> La mauvaise Pensée arrive dans mon âme
> En tous lieux, à toute heure, au fort de mes travaux.

En vain il lutte

> Et j'ai beau m'épurer dans un rigoureux blâme...
> J'écoute malgré moi les notes infernales...
> Mon crâne est un cachot plein d'horribles bouffées.
> Le Meurtre, le Viol, le Vol, le Parricide,
> Passent dans mon esprit comme un farouche éclair...

A lui seul, il ne pourra peut-être y résister. Il
gémit et implore :

> Satan ! dans la géhenne où tes victimes brûlent
> Tu convoites un cœur qui n'est pas né pour toi...
> Qu'as-tu besoin encor d'un juste sous ton toit ?

Puis il prie :

> O toi, Cause première à qui l'effet remonte,
> Aux yeux de Lucifer voile mon flanc si nu !

La prière même précise la violence de la Tentation,
si forte :

> Que notre volonté subit son joug atroce
> A l'heure où la prière écorche nos genoux !...
>   *(Les Névroses :* le Fantôme du crime.)

Mais une autre inquiétude, plus pénible, surgit
dans l'esprit de Rollinat. Certes, il s'est dominé

> Jusqu'à pouvoir pencher sans perdre l'équilibre
> Son vertige savant sur un mauvais dessein.

Mais, à force d'avoir ainsi « couvé le mal », des idées criminelles surgissent en lui. Il les combat, il les écarte encore. Mais il sent avec terreur ces obsessions étranges inhiber sa volonté, conduire bientôt son bras malgré lui, à son insu peut-être. Il voit toute libre la voie vertigineuse où l'obsession impulsive lancera son corps passif et sa volonté vaincue :

Innocent aujourd'hui, le sera-t-il demain?
Si ce qu'il a pensé s'incarnait dans un acte!

Et il s'effraie de voir une autre volonté passagère, il est vrai, mais irrésistible, doubler la sienne.

Ainsi cette atmosphère de crime violente et brutale, loin d'éveiller chez le poète un frisson sensuel, le rebute et l'effraie. Cé n'est point cette perversité-là qui le fascinera : le Mal ensorcelant, c'est celui qui couve au fond de la chair, qu'avivent les Luxures — celui où Rollinat s'est ardemment plongé, jusqu'à l'épuisement, jusqu'au dégoût et au Remords.

Il était dans sa nature fiévreuse et ardente, de chercher dans les plaisirs sensuels une pâture à ses nerfs avides. Nous verrons plus tard qu'il a été d'une réserve extraordinaire dans l'expression de ses amitiés, de ses vraies tendresses. Par contre, les sensations violentes et fugitives du commerce charnel lui ont inspiré un grand nombre de poèmes — que les littérateurs regretteront peut-être — mais que nous ne pouvons négliger. Encore ne nous arrêterons-nous pas au livre des *Luxures*. Le poète y chante la gloire des yeux, des lèvres, des seins et d'autres appâts plus secrets encore. Série nombreuse, somme toute assez banale. Mais une tristesse subtile, un remords aigu s'insinue dans le cœur du sensuel. Il la maudit bientôt, la Luxure :

Elle nous asservit, nous courbe et nous recourbe!

Si, lassé de lutter, il succombe, et « se livre en pâture aux ventouses des filles », il sent bientôt le remords torturant l'envahir tout entier.

L'image de la Mort se mêle sans cesse à sa luxure. Tantôt elle vient colorer d'une teinte funéraire ses visions lascives. Dans ces bals « où le vice allume son coup d'œil », ne désire-t-il pas soudain de voir entrer une robe de deuil,

Comme un brouillard d'ébène au milieu du ciel rose.
(Les Névroses : les Robes.)

Ou bien, il voit, dans le sourire ardent des couples passionnés, un rire « moins large que celui de la Mort ! » — ou encore, l'image suggestive d'une fille « Morte d'Amour » entraîne son imagination macabre dans l'horreur des décompositions *(les Névroses,* la Putréfaction).

Plus rarement, Rollinat part d'une donnée macabre pour arriver à une impression sensuelle. Ainsi, dans *les Apparitions,* c'est un spectre affreux, un squelette de cauchemar, qui retrouve peu à peu son enveloppe charnelle et fait naître chez le luxurieux halluciné le désir où il succombe.

Parfois, l'impression macabre et sensuelle marchent de pair. Ce sont ces deux Phtisiques *(les Névroses,* p. 110) qui meurent dans une dernière étreinte. Ou bien, c'est l'Amante Macabre *(les Névroses)* qui, morte déjà, vient chaque nuit inviter son Amant terrifié,

> Et nous rapprocherons, grisés d'affreux parfums,
> Nos orbites sans yeux et nos dents sans gencives.

Mais ces impressions à la fois sexuelles et funèbres provoquent constamment chez le poète une même sensation d'angoissante horreur. Elles sont, en outre, assez rares.Nous ne pouvons les négliger, et peut-être essaierons-nous d'en tirer parti dans une étude diagnostique.

Ainsi, de cette recherche ardente du pittoresque dans le Macabre, le Morbide et le Mal, Rollinat est revenu plus lourd de sa tristesse aggravée, de son dégoût et de son remords.

La Nature même lui a donné des impressions exceptionnelles d'angoisse et de terreur. Ces sentiments qu'il portait en germe, qu'il a exaspérés en raffinant sans cesse une sensibilité morbide, en côtoyant les abîmes où il cherchait l'ivresse du vertige, il les a reportés sur les images banales de la vie vraie. Nous allons les retrouver, intenses, dans cet ensemble des réactions aux impressions du dehors qui définissent, dans son sens le plus général, le « caractère » de Rollinat.

DEUXIÈME PARTIE

LE CARACTÈRE DE ROLLINAT

D'APRÈS SON ŒUVRE

1° L'AMI· — 2° LE MISANTHROPE

Toute faite d'éclats stridents et âpres, secouée d'un sombre tumulte, l'œuvre de Rollinat semble manquer étrangement de tendresse. Ce sensible, ce passionné, a-t-il méconnu les ineffables rayonnements de l'amitié, des calmes Amours ? Ou bien, a-t-il dédaigné de confier à la foule indifférente ses plus précieuses émotions ? Peut-être la voix lui manquait-elle pour des accents adoucis et des harmonies caressantes ? A peine trouvons-nous, çà et là, un écho apaisé de ses affections. Il évoque, au début de son premier livre : *Dans les Brandes,* le souvenir de son père :

> Là, fuyant code et procédure,
> Mon pauvre père, chaque été,
> Venait prendre un bain de verdure,
> De poésie et de santé.

> Là, plus qu'ailleurs, pour ma tendresse
> Son souvenir est palpitant ;
> Partout sa chère ombre se dresse
> Dans ce pays qu'il aimait tant...

Une dédicace, ici ou là, quelques lignes d'*En errant*, témoignent de sa piété filiale ou de son culte pour ses amis :

Les si tristes adieux terminés, à la seconde où la distance va les effacer l'une pour l'autre, deux personnes qui s'aiment tendrement se font comme jaillir l'âme de leurs yeux, pour s'embrasser encore une fois dans un dernier regard.

(En errant : Nature et Fantastique.)

De rares poèmes des « Refuges » *(les Névroses)* respirent un peu de paix ; une figure très vague et très douce s'y reflète. C'est son « Ange gardien » cette « si fragile compagne ».

Archange féminin dont le bel œil, sans trève,
Miroite en s'embrumant comme un soleil navré
Apaise le chagrin de mon cœur enfiévré.

(Les Névroses, p. 21 : l'Ange gardien.)

A toute heure, sa voix infiltreuse d'espoir
Chuchote un mot tranquille à mon inquiétude.

(Les Névroses : l'Ange pâle.)

J'aif rémi d'aise au doux son de sa voix,
Mon pauvre cœur enfin se cicatrice.

(Le Cœur guéri.)

Pourtant, la vie du poète, ses lettres, les souvenirs que ses hôtes emportaient de sa maison de Fresselines, témoignent de la ferveur de ses amitiés. Mais il a gardé jalousement le secret de ses intimes tendresses : et la mort même des figures vénérées ne se trahit, dans ses dernières œuvres, que par une mélancolie plus profonde, un pli plus sombre à sa bouche désenchantée — et un geste tragique de désespérance.

C'est qu'il n'a jamais goûté cette confiance, cette cordialité banales qui enveloppent les relations ordinaires du monde. Très tôt, il a senti violemment la morsure que fait à un cœur d'artiste, sincère et plein de fols enthousiasmes, l'indifférence atroce de la foule.

Dès sa jeunesse, avec quel accent de délivrance, il fuit Paris :

> Loin, bien loin des foules humaines
> Où grouillent tant de cœurs bourbeux,
> Allons passer quelques semaines
> Chez les peupliers et les bœufs.
>
> *(Dans les Brandes* : Fuyons Paris.)

Et, plus tard, quand le succès triomphal semble lui assurer la gloire ! — mirage divin ! — quand tout ce que Paris compte de littérateurs et d'artistes acclame le jeune poète visionnaire, passionné, fantastique, il s'exile brusquement au fond de son Berry pour s'y soustraire, jusqu'à sa mort, à la vie frénétique et au monde décevant où s'est épuisée sa jeunesse.

Dès le succès des *Névroses*, il médite les pages arides de *l'Abîme*. Il promet à sa mère, un peu effrayée des licencieuses *Luxures*, un livre d'où s'exhale tout son mépris, tout son dégoût et son horreur pour la perversité de l'âme humaine...

Dans sa solitude — trop brusque peut-être au sortir d'une vie tumultueuse — il tourne et retourne dans son esprit ces idées de misanthrope. Peut-être quelque regret s'ajoute parfois au sombre ressentiment qui l'envahit. Ces hommes dont il a souffert, cette vaine agitation où s'est brisé son cœur avide, il s'efforce peut-être de les juger impitoyablement, pour se venger de les aimer encore. Ce n'est pas la misanthropie souriante et sereine d'un philosophe sceptique, ni le hautain jugement d'un moraliste austère : chaque dégoût lui est né d'une illusion morte, a surgi d'une blessure ouverte. Les vices et les passions qu'il stigmatise, c'est ceux dont il a souffert, soit qu'ils l'aient atteint dans son cœur, soit qu'il les ait douloureusement rencontrés chez ceux en qui il mettait toute sa confiance.

Aussi, de tout « ce cloaque » où s'agite le monde, ce qui l'a le plus frappé, c'est sa fausseté. Le visage ment ou dissimule :

> La joue. . . . .
> Ne manifeste rien des mystères du cœur,
> La bouche est un Protée indécis et moqueur
> Et l'Enigme revêt la narine qui bouge.
>
> *(L'Abîme :* le Facies humain.)

L'Hypocrisie, voilà le vice général :

> Elle est dans tout ce qu'a fait Dieu.
>
> *(L'Abîme :* l'Hypocrisie.)

Le même refus de croire désormais aux paroles humaines s'affirme dans « la Douceur », « l'Ame », « les Regards », « la Parole », etc.

Dès lors, ces grands élans du cœur, ces larges mouvements de la générosité, s'ils sont l'enveloppe superbe du Mensonge, quel sentiment cachent-ils ? L'Egoïsme et l'Intérêt.

L'Intérêt nous cloue et nous visse
Au Mensonge lâche et tortu.
Chez tout homme, vieux ou novice,
C'est le régulateur du vice
Et le pivot de la vertu.

(L'Abîme : l'Intérêt.)

C'est encore l'intérêt qui barre la route à la Justice. C'est lui qui se dissimule sous les dehors de la Modestie, — orgueil clandestin. C'est lui qui se cache, sous la Bonté, la Douceur, le Pardon.

Privée de toute la lumière de ces vertus humaines, que devient la Vie?

La Vie est un cloaque où tout homme patauge...
La Femme avec son cœur, l'Homme avec sa raison
Se vautrent dans le Mal...

Rollinat s'arrache à cet abime. Loin du monde, enfoui au creux de la nature, va-t-il sauver ce qui demeure de foi en lui, en son art, en sa force?

Le doute qui a miné sa confiance en autrui respectera-t-il la tour d'ivoire où il se recueille, où il garde les restes chancelants de son *génie*?

3° LE SOLITAIRE

a) **Le Doute.**

Le doute desséchant s'est infiltré dans sa solitude. Non pas cette heureuse indifférence de l'esprit, ce « mol oreiller pour une tête bien faite » du vieux Montaigne. Mais c'est chaque jour une fissure plus large à ses espoirs, une ruine plus accusée, un

désastre plus profond. Il n'a jamais été de ceux à qui
la divine Espérance apporte une ineffable consolation.
La foi religieuse tient dans son œuvre une place à peu
près nulle. Si parfois la douleur, le remords le ter-
rassent, il crie l'éternel appel de ceux qui souffrent :
« Mon Dieu ! » *(Les Névroses : « De Profundis ».)*
Mais quelle réponse lui est jamais parvenue ? Et nous
avons vu en étudiant l'idée de la Mort chez Rollinat
que son désir de croire, d'espérer peut-être, se heurte
à une quasi-certitude du Néant. Derrière la hantise
du tombeau, l'infini s'ouvre inconnu — peut-être
vide... D'ailleurs le poète se refuse à toute enquête
métaphysique.

> Soit! Incurieux volontaire,
> J'endors mon questionnement.

Il saura bientôt le mot de l'Enigme — à moins que
le secret ne s'en garde quand même « par delà la
Tombe » *(l'Abime :* Soliloque du Rêve).

Ainsi, privé d'une philosophie directrice, Rollinat
pouvait demander à la vie si féconde en émotions des
élans, des enthousiasmes. Il les a trouvés dans sa
jeunesse enfiévrée, un instant triomphale. Mais
comme ils se sont rapidement taris! Sans ambition
humaine, la gloire — éternelle sirène au fond des
cœurs d'élite — a semblé l'appeler. Mais elle l'a
si tôt trahi qu'il ne peut plus y croire.

> La Gloire! triste fleur morte en crevant la terre.
> *(Les Névroses :* le Gouffre.)

Il ne veut plus rien attendre du monde : son juge-

ment n'est-il pas une perpétuelle injustice ? Il a accepté
la lutte un moment. Il s'est dit :

> La vie est un combat. Souffrir, c'est mériter !
>
> (Le Gouffre.)

Mais que serait le prix de la Victoire ?

N'est-il pas vain d'épuiser ses forces dans une lutte
sans issue, où il se sent déjà écrasé :

> Sous l'invisible main qui jamais ne le lâche.

Il y renonce. Seul, il cultivera ardemment cette
lueur précieuse, cette flamme de son génie qui l'illumine intérieurement.

Flânant au bord de la rivière, rêvant en plaçant ses
lignes, pêcheur distrait, il écoute s'ébaucher en lui la
mélodie de ses poèmes. Musicien illettré, il saura
éveiller sous doigts ses ces étranges harmonies que sa
passion transfigure encore. Heureux ceux qui ont
pu les entendre alors, car le secret de leur émotion
est perdu : pauvres pages incorrectes et vagues, il
leur manque la voix frémissante de leur créateur.
Mais tout cet art pour qui il s'est épuisé, qui l'a forcé
de chercher des vertiges qui le hantent, des paroxysmes
où sa sensibilité s'est ruinée, le paye-t-il de retour ?
L'idéal inaccessible ne laisse au poète qu'un amer
découragement :

> Art ! terrible envoûteur qui martyrise l'âme !...
> ... L'homme évoque pourtant ton mirage moqueur,
> Longuement il te cherche et te poursuit sans trève,
> Abîme où s'engloutit la tendresse du cœur,
> Zénith où cogne en vain l'aridité du Rêve.
>
> *(Les Névroses :* l'Inaccessible.)

Il maudit *la Pensée* qui devait l'entraîner aux plus hautes cimes :

> C'est l'ennemi sournois, mais sûr,
> De ce tas de cendres futur
>   Appelé l'homme.
> En nous elle plombe et tarit,
>   L'Illusion verte qui rit...

Peu à peu, l'artiste sent son génie s'appauvrir et s'étioler :

> Par les Formes et les Idées
> Son tarissement est certain...
>
> *(L'Abîme :* l'Artiste.)

Un profond découragement envahit le poète :

> Son rêve est devenu poison
> Ci-gît sa Muse trépassée !...
>
> *(Les Apparitions :* la Nature et l'Art.)

> L'Art, obstiné forçat de ces essors qui rampent,
> Fermente en son horreur comme un mort sous son drap,
> Et toujours plus épais, plus visqueux s'étendra
> L'Abîme de tristesse où ses deux ailes trempent...
>
> *(L'Abîme,* p. 255 : le Mépris.)

Rollinat a « tordu son esprit et son cœur », s'est torturé à modeler des rêves, à exprimer sa passion et son ennui.

Et maintenant il bénit « l'épuisement qui le délivre de l'Art », ce bourreau. Ce qui lui reste, c'est la nature à aimer silencieusement. Sentant venir

> Le doute dans sa foi d'artiste,
>
> *(L'Abîme :* les Morts vivants.)

il envie ce pêcheur taciturne et sauvage, qu'il ren-
contre au bord de l'eau.

Poète inculte et visionnaire qui emmagasinait et ruminait
au fond de son cœur les plus belles impressions de la
nature, sans le puéril et douloureux souci de les formuler
pour les autres...

(En errant : Pêcheur de truites.)

Le Doute a ruiné sa confiance, a étouffé ses amitiés, a terni même la foi en l'Art, seule étoile tenace
au ciel de l'ardent poète. Il sent sa volonté se dis-
soudre, le Mal obsédant s'installer en maître dans son
cerveau, l'angoisse de la Mort effacer toutes les autres images. Il assiste, terrifié, à cette désagrégation de son esprit — et voit poindre, au loin, l'image
désastreuse de la Folie :

> Dolente épave du Destin,
> L'homme est repris chaque matin
> Par ce tourbillon clandestin
>   Qui le disperse...

(L'Abîme : l'Ennui.)

> La Tarentule du chaos
> Guette la raison qu'elle amorce.

(Les Névroses : la Folie.)

> Mon rêve est plein d'ombres funèbres
> Et le flambeau de ma raison
> Lutte en vain contre les Ténèbres
> De la Folie... à l'horizon.

(Les Névroses : l'Angoisse.)

Et, dans l'*Abîme,* après que la Pensée a détruit
les joies de sa vie, c'est l'indifférence qui naît.

> Et c'est la Mort de la Raison
> Dans la Folie.
>
> *(L'Abîme :* la Pensée.)

De tout son être, de tout son passé, Rollinat ne laisse rien où il ne découvre la rouille pénétrante de ce doute. Il examine longuement les cendres de ces journées écoulées, il revoit ses rêves tombés, ses illusions mortes. Il s'en exhale, pénétrante et subtile, une torture nouvelle : le Remords.

b) Le Remords chez Rollinat.

Le Mal que le poète a trouvé chez les autres, il ne l'a si bien reconnu que parce qu'il souillait son propre cœur. N'a-t-il pas comme les autres, dissimulé, trahi, menti ? Tour à tour la vanité, la luxure ont laissé sur son cœur leur empreinte affreuse. Vainement il essaie d'en détourner ses yeux :

> Egarer ton hideux toi-même,
> C'est le rêve que tu poursuis.
>
> *(L'Abîme :* l'Imperdable.)

Mais sa conscience veille :

> Comme personne ne nous blâme,
> Parfois nous nous croyons absous ;
> Mais un cri nous vient d'en dessous :
> C'est la Conscience qui clame...
>
> *(L'Abîme :* les Oubliettes.)

Parfois, la tentation devient plus pressante :

> Pourquoi pas tenter l'aventure
> Du péché vécu sans témoin ?
> Le Remords ? Vite on s'en sature...
>
> *(L'Abîme :* l'Apostrophe.)

Alors sa conscience le supplie :

> Oh ! retarde ta chute encore !
> Entends ton vieux remords passé
> Dont le cri toujours repoussé
> Te rebèle et te réimplore
>
> *(L'Abîme :* Prière.)

Et s'il succombe,

> Avec des souffles de fournaise
> Il sent monter à son cerveau
>
> Une angoisse que rien n'apaise...
> Sa conscience qui lui pèse
> S'embarrasse dans la frayeur...
>
> Oh ! le face à face avec soi
> Quand on tremble et qu'on sait pourquoi...
>
> *(L'Abîme :* la Honte.)

Ce remords est si constant et si vivace qu'à la moindre alerte le poète se trouble :

> Quand on vous dit : « Vous êtes pâle »,
> Aussitôt un trouble vous vient.
> N'aurait-on pas le cœur plus mâle
> Si l'on ne se reprochait rien ?
>
> — Car c'est le vice qui vous hâle,
> De là l'Angoisse qui nous tient...
>
> *(L'Abîme :* le Blafard.)

Et, écrivant sa propre épitaphe, Rollinat confesse :

> Il traîna son cœur solitaire
> Dans l'Angoisse et dans le Remords.
>
> *(Les Névroses :* l'Epitaphe.)

De quoi ce remords était-il fait? Le poète ne nous

le laisse pas entrevoir. Regret d'une vie manquée par sa faute ? Rien ne peut nous le faire supposer. C'est un scrupule imprécis et tenace, fait d'une somme de regrets minimes, peut-être inconcients. Cette accusation de culpabilité générale qu'il a portée, dans son cœur de misanthrope, sur tous les hommes, il la retourne contre lui-même. Il se sent, comme eux, enlisé dans le mal. Mais il s'accuse d'avoir aimé la fange, de n'avoir pas su se dégager de cette glu affreuse.

D'autres fois, au contraire, une autre pensée lui naît de cette agitation, où il s'efforce d'échapper au Mal. Si tout son effort est vain pour en sortir, si tout est mensonge et trahison, à quoi bon lutter ? Alors le remords même et le regret s'effacent. Sur le cœur dévasté du poète il semble ne plus flotter qu'un sentiment : l'Indifférence...

c) L'Indifférence.

Elle s'est faite de l'usure progressive de ses rêves : sable léger des illusions qui s'émoussent, il monte insensiblement, atténue chaque relief, étouffe tout éclat, couvrant d'une nappe uniforme de tristesse morne les mouvements passionnés du poète. Il la sent l'envahir depuis longtemps, cette lente marée de l'indifférence. Dès le début des *Névroses* il écrit :

A la longue, je suis devenu bien morose,
Mon Rêve s'est éteint, mon rire s'est usé ;
Amour et Gloire ont fui comme un parfum de rose ;
Rien ne fascine plus mon cœur désabusé.

(Les Névroses : l'Ange pâle.)

Son désir s'est arrêté. Quelle pente suivrait-il dans cette vie sans relief et sans lumière ?

> Mon pas n'avance plus pour le voyage humain,
> Aujourd'hui comme hier, hier comme demain,
> Rengaine de tourment, d'horreur et de mensonge...
>> *(Les Névroses :* Etoile du Fou.)

Il rejette avec dégoût ces fantoches de la vie, que son rêve avait jadis revêtus de si brillantes couleurs. Mais la Chimère a tari son cœur entier. Pour avoir prodigué en vain, naguère, des forces précieuses, il ne lui en reste plus pour nourrir des amitiés éprouvées, des espoirs raisonnables.

> Il mêle en son oubli vaseux
> Ceux qui l'adulent comme ceux
> Qui le détestent...

Et Rollinat assiste, sans un geste, à cet appauvrissement progressif de son caractère. Lui, le scrupuleux, que le Remords tenaille, le voici

> Vide de Remords et de Mal.
>> *(L'Abîme :* la Vanité.)

> S'il eut l'âme bonne ou mauvaise,
> Il n'en sait rien, absolument...
>> *(L'Abîme :* l'Automate.)

Sa volonté affaiblie ne peut plus lui donner une direction :

> Sans volonté pour se conduire
> Il va comme l'eau doit couler...
>> (L'Automate.)

Même, ce passionné, ivre de sensations aiguës, d'émotions troubles, douloureux et torturé, **se sent** comme étranger à sa propre souffrance.

> L'ennui cache à mes yeux la vision des choses
> Et me rend insensible à mes propres malheurs...
> ... Sourd aux événements que le Destin ramène
> Je sens de plus en plus se monotoniser
> Les sons de la Nature et de la voix humaine
> Et j'ai l'indifférence où tout vient se briser...
>
> *(Les Névroses :* l'Hypocondriaque.)

Dans *l'Abîme*, il maudit la Pensée, l'Idée qui a épuisé sa foi, sa volonté, son art...

> Et quand, par elle, on est à bout,
> Si terminé, si mort à tout
> Qu'on n'a pas même le dégoût
> De sa souffrance,
>
> Un drap noir coule sur vos jours
> ... L'Indifférence...
>
> *(L'Abîme :* la Pensée.)

Pourtant, il faut vivre encore, s'agiter, écrire, souffrir. Rollinat assiste à tout ce mouvement comme du dehors. Il semble qu'il y ait quelque chose de rompu entre la conscience du poète et cet « automate » qu'anime l'instinct, dont les gestes et les impressions l'émeuvent à peine. Il se déclare

> Si cloisonné d'oubli de tout
> Que je vis *derrière ma vie.*

Cet « automate » de la Vie, c'est tout au plus un corps qui végète,

Mon individu ne consiste
Qu'à faire ce par quoi j'existe,
C'est-à-dire à n'être pas mort.

(L'Abîme : la Vanité.)

Et ailleurs :

L'Inconscience originelle
A reconquis ce détritus.

(L'Automate.)

Et le poète, si fermé à tout que même son angoisse semble ne plus l'atteindre

... promène dans notre enfer
L'oubli de sa propre substance.

Il est hors de la destinée
S'il rentre en son individu,
C'est comme un reptile perdu
Dans une cave abandonnée.

(L'Automate.)

Cette indifférence si souvent proclamée est-elle aussi complète que le poète nous le dit ? Pouvons-nous le croire sur parole quand il bénit cette léthargie bienheureuse qui endort ses tourments, ses anxiétés, ses remords ? Cette « cuirasse d'oubli » a certes des défauts. Des rémissions fréquentes lui permettent peut-être de se libérer de cette douloureuse préoccupation de la Mort, de trouver dans un demi-sommeil psychique un peu de délivrance et de repos. Mais toute sa sensibilité veille encore, obscurément. Et sa bonté, sa plus belle richesse, l'a-t-elle entièrement abandonné ? Non,

Car en vain je suis mort à la tourbe des êtres,
Mon oreille et mes yeux sont encore des fenêtres
Ouvertes sur leur plainte et leur convulsion.

(*Les Névroses* : le Goût des larmes.)

Il a même des mouvements d'abnégation totale :
sa vie s'est « recroquevillée entre ses deux parois »
et son cœur n'est–il pas assez « dépersonnalisé »,

Assez bien mort à lui pour se donner aux autres ?

(*L'Abîme :* l'Abnégation.)

D'ailleurs, dans tout ce passé où se perd le rêve du
poète, certaines images ne se sont pas entièrement
décolorées. Aux heures où il se sent le plus en sûreté,
au fond de cette indifférence inerte, son souvenir court
au hasard au long des années d'autrefois :

Et voici qu'il frémit, ce blasé volontaire
Qui se croyait si bien déraciné de tout,
... Car à mesure, hélas ! qu'en lui-même il explore,
Il voit distinctement, au fond de son dégoût
Des tronçons de regret se tortiller encore...

Une amertume éternelle veille au fond du cœur du
du poète.

Assis auprès du feu qui s'éteint, vieilli et désen-
chanté, ainsi que le présente l'aquarelle saisissante
d'Osterlind, Rollinat observe douloureusement la chute
de son Rêve. Devant lui, « l'ombre de la Mort se pro-
longe », impérieuse, terrible. S'il s'en délivre, son
regard se fixe sur des débris attristés de son Passé.

La Nature même ne l'enchante plus. Il l'a appelée un jour, et s'est trouvé effrayé de son silence.

Quoi! la Nature est morte aussi!

Celle qui l'aimait s'est éteinte. Ses amis sont morts. Il traîne au long d'un sentier terne, sans lumière, dont chaque pierre lui est si connue! un corps malade, un cœur désespéré. De tout ce qu'il a aimé, senti, souffert; de toute sa vie ardente, de toute cette œuvre inégale, aux accords rauques, — stridente et frénétique, — il s'exhale une profonde et invincible *Tristesse*. Sentiment complexe et vague, où chaque émotion nouvelle, greffée sur une courbure d'âme originelle, a laissé une marque caractéristique.

IV. — TRISTESSE DE ROLLINAT

Elle est dans toute son œuvre. Variée d'accent et d'intensité, tantôt insaisissable et subtile, tantôt gémie, criée, pleine d'éclat et de violence. Elle emprunte la couleur de son angoisse de la Mort, de son remords, de son doute, de sa désespérance. Mais elle s'étend bien au delà : elles les enveloppe comme d'une marge grisâtre, imprécise, sur quoi ses passions et ses sentiments s'enlèvent en teintes vigoureuses, aux lignes âpres. Elle était en lui avant qu'il ait senti et souffert : c'est à cause d'elle que son cœur s'est tourné vers le lugubre et le mystérieux, comme s'il était assuré d'y trouver la nourriture naturelle, l'aliment désigné d'avance pour sa sensibilité.

Ce n'est pas le large tourment d'un grand poète,

cette sainte blessure
Que les noirs séraphins ont faite au fond du cœur.

Sa souffrance à lui, moins tragique, moins littéraire, peut-être plus vraie, s'est divisée en menus accents, s'est effeuillée en plaintes éparses, en désespoirs diffus. Il semble que, dans son esprit encombré par ses obsessions, ses idées fixes, la place ait manqué pour le développement d'un sentiment de quelque amplitude. Bordé par ces piliers immobiles de son émotivité : la Mort, l'Ennui, le Scrupule, le poète n'a plus les gestes libres pour les vastes mouvements du cœur.

Si l'aveu de cette tristesse n'a pas donné naissance à ces chants désespérés, à ces « purs sanglots » de la « Nuit de Mai », il a envahi en revanche la grande part de l'œuvre de Rollinat. Il serait fastidieux de relever les pages où le poète parle de son « spleen », de son « ennui », de son « chagrin ». Ils sont dans son scepticisme et dans les vagues appels de sa prière, dans son dégoût des hommes, dans ses Luxures, dans son indifférence. Cette tristesse initiale, nous n'essaierons pas d'en démêler les causes. Quelle longue hérédité a déréglé l'harmonie fondamentale d'un caractère? Quel daltonisme psychique rend le cœur du poète sensible aux tons attristés plus qu'aux lumières joyeuses? Ce qui est sûr, c'est qu'une vie passionnée aura beau jeu pour développer de telles tendances. Le travail décevant du littérateur n'est pas de ceux qui apportent, après l'effort sincère, la joie des rêves réalisés. Or, le Désir de Rollinat le convie à des sommets inaccessibles. Etreindre l'impalpable, « paroxysmer le suraigu » sont *a priori* des entreprises vaines. L'étrange frisson de volupté que le poète pourra recueillir dans ces explorations vertigineuses au long des abîmes du Morbide et du Mal laissera après lui, plus lointaine, plus impossible, la connaissance du Mystère. Quand le poète aura épuisé la jouissance d'avoir peur, quand ces sensations raffinées auront nourri jusqu'à la satiété ses nerfs avides, que lui restera-t-il? Aucune foi vaillante, aucun effort fécond, aucun mouvement de l'intelligence et de la volonté n'ont engendré ses joies, n'ont soutenu ses rêves. Il est loin de cette Mélancolie que grava Dürer, et dont il aime à contempler l'image au-dessus de son lit : Elle a tout entrepris ; rien n'est achevé. Et le compas qui mesurait les formes exquises de son art, —des chapiteaux sveltes, des guirlandes, des fleurs, — inutile, reste entr'ouvert, comme à la mesure étroite de son Destin. Rollinat, au contraire, n'a pas cherché la joie dans l'effort — peut-être décevant — vers la pure lumière. D'instinct, il a exploré, développé, exploité l'abîme de tristesse qu'il sentait en lui. Tout son esprit, loin de se diviser en efforts variés pour en sortir, s'est rétréci, concentré, autour des impressions extérieures qui l'aidaient à s'y plonger davantage. La tristesse de Rollinat n'est pas un vague sentiment d' « incomplétude », mais une émotion concentrée, entière, jalouse de se conserver, soucieuse de s'abreuver aux sources anxieuses de la Mort et du Scrupule.

Trouble essentiel de l'émotivité du poète, elle forme la base de son caractère — et le premier indice pathologique. C'est à partir d'elle que nous remonterons, à travers son œuvre pour rassembler dans une étude diagnostique les traits signalés au passage dans les pages qui précèdent et pour essayer de tracer un portrait de Rollinat, *malade mental*.

TROISIÈME PARTIE

ROLLINAT, MALADE MENTAL

—

Nous avons essayé de dégager les caractères essentiels de l'œuvre de Rollinat. Si nous fermons le livre et que nous essayions de nous composer une figure du poète, à l'aide des vigoureux accents qu'il nous a lui-même donnés, il surgira devant nos yeux une esquisse violente et heurtée, schéma où manqueront des nuances et des subtilités, mais dont les traits saisissants s'affirmeront en pleine lumière. C'est le portrait ardent d'un visionnaire, d'un *malade*. Certes, il est malaisé de délimiter le caractère pathologique des réactions émotives ou idéatives de Rollinat. Peut-être n'aurions-nous pas osé nous y risquer si une impression parallèle ne se dégageait de toute la vie du poète. Et la confrontation de cette existence tourmentée et de l'œuvre qu'elle a distillée, où elle s'est cristallisée avec plus d'éclat et de précision, jette une lumière intense sur cette recherche psychologique. Chaque poème accuse une tendance morbide, un déséquilibre parfois imprécis, souvent net. Le lecteur ressent, à lire certaines pages, une gêne vague ressemblant à un trouble cénesthésique qui l'avertit d'un défaut d'harmonie entre les actions extérieures et les impressions du poète, d'une déviation des réactions normales. Dans l'ensemble, ces déviations semblent se grouper en faisceaux qui vont converger vers les pôles émotifs que nous avions étudiés : la Mort, le Remords, l'Ennui, etc. Chaque vers de Rollinat est marqué d'une ébauche d'idée fixe, d'obsession, d'anxiété, de scrupule, de tristesse qui est la dernière irradiation de ces lignes de force. C'est dans le groupement central de ces lignes que nous reconnaîtrons leur caractère pathologique.

I° TROUBLES IDÉATIFS

Concentration douloureuse de la pensée. — Idées fixes. Obsessions idéatives.

Nous avons recueilli, au cours de l'analyse de l'œuvre de Rollinat, un petit nombre d'idées, toujours les mêmes, autour desquelles s'est restreinte l'activité idéative du poète. Chacune d'elles s'enveloppe d'un monde d'émotions ou de sensations plus ou moins complexes. Elles intéressent l'artiste plus que le penseur, son émotivité plus que sa raison. L'idée n'est que l'image centrale, incolore et à peu près privée de ton affectif, autour de quoi s'agitent des formes plus sensibles et plus émouvantes formant dans l'ensemble un tableau impressionnant. A l'extrême, l'idée de la Mort, par exemple, paraît être étouffée dans le flot des visions macabres. Ce qui domine, ce n'est pas l'énigme du problème de la destinée, ou la crainte du néant, mais l'impression plus superficielle, le frisson à fleur de peau qui naît à la vue d'un cadavre décomposé. Dans d'autres sentiments comme celui du Remords, les images sensorielles sont moins éclatantes et moins nombreuses. Mais ce n'est pas encore le scrupule d'un moraliste attentif à peser dans sa conscience le Mal et le Bien. C'est une impression émotive, fondamentale, une angoisse imprécise, centrée autour d'une idée de culpabilité après tout secondaire.

Il est donc difficile de parler chez Rollinat de troubles idéatifs et de troubles affectifs. L'intelligence et l'émotivité sont indissolublement liées. Ce n'est que par un artifice, commode, mais arbitraire, que nous séparerons l'une et l'autre. Quelle idée peut être dépourvue de ce pouvoir émotif qui nous la rend d'abord sympathique ou déplaisante? Quelle sensation, quelle émotion qui ne se rattache à un symbole, à une idée qui nous aidera à la classer, à la comprendre?

Appelons donc Idée de la Mort cet ensemble d'images qu'une fantaisie tant soit peu exubérante accumule autour d'un cadavre. Son importance est manifestement prépondérante chez Rollinat.

Mais elle l'est chez bien d'autres, et peut-être ne pourrait-on imaginer aucune idée — au sens le plus vague — qui ne s'y rattache de loin ou de près. C'est une sorte de complexe émotif qui détermine directement ou en provoquant des réactions de défense, les plus larges mouvements de notre subconscience. En tout cas, la préoccupation de ce terme fatal a le droit d'intéresser des cerveaux humains. Une concentration de la pensée autour de la Mort ne peut être prise d'emblée pour une idée fixe pathologique. Mais elle a, chez notre poète, des caractères un peu spéciaux.

a) Un philosophe ou un savant porteront en eux la préoccupation constante de la Mort. Elle éveille une source infinie de problèmes à résoudre. Ils l'analysent et la pèsent, dissèquent et bâtissent des systèmes. Rollinat ne s'efforce pas d'éclaircir le Mystère. Son intelligence est rebutée d'avance. Il « endort son questionnement ». L'inconnu ne fait naître en lui qu'une *émotion* triste et angoissée.

b) Il ne l'exploite pas non plus comme un mystique, pour se détacher du monde et acquérir un salutaire dédain des hommes et de la Vie. Son cœur s'enfonce dans la tristesse funèbre, sans autre souci que de se sentir souffrir. Chez lui nul éveil de l'esprit ou du cœur. L'idée de la Mort et les images douloureuses qu'elle fait naître attirent, ventousent toute l'activité intellectuelle du poète. Malgré l'abondance des tableaux, leur coloris et leur relief, le thème reste indéfiniment le même. « L'ombre de la Mort » éteint tous les autres rayonnements. Une grande tristesse passive emplit le cœur de Rollinat où roule éternellement le souci de la Tombe... Il ne cherche pas même à se délivrer de cette souffrance. Elle est en lui depuis si longtemps qu'elle est « lui » tout entier. Il la connaît si bien :

Devant tout grand projet où l'Esprit nous embarque
On guette le Trépas, on flaire son arrêt,
Et, calme à la surface, on demeure en secret
Le sujet défiant de ce brusque Monarque.

... On vit toujours plus vite, et rien ne vous distrait
De cette impitoyable et lugubre remarque...

(L'Abîme : l'Heure incertaine.)

Et même, ce n'est pas seulement « devant tout grand projet » que le trépas s'interpose entre le poète et la vie. Nous avons vu déjà comme il suffit d'un reflet, d'une ombre, pour déclencher, à tout propos, l'idée fixe. Or, il est rare que le poète la provoque sciemment. Ce n'est pas une pensée réfléchie et volontaire, mais un courant d'idées funèbres, d'images associées, qui envahit à la première alerte l'esprit du poète et fait virer au sombre son humeur docile. Il la subit sans lutte et sa conscience intacte s'accommode de cette direction constante que prennent à chaque instant ses pensées et ses rêves...

L'idée de la mort n'est pas cependant le seul centre idéatif où convergent les pensées de Rollinat. L'idée du *Remords* et du *Scrupule* nous semble moins intense parce qu'elle tient moins de place dans son œuvre. Mais c'est qu'elle est presque purement abstraite et manque du pittoresque dont se nourrit un artiste. Le mot cependant de « Remords » est souvent prononcé, le poète le mêle sans cesse à son spleen, à son ennui. Et nous avons noté, à leur place les passages nombreux où il écarte avec embarras sa conscience qui le couvre de reproches, essaye « d'égarer » son hideux « soi-même » et tremble de se retrouver seul, face à face avec le juge inexorable qu'il porte au fond de lui.

Ce Remords, idée vague de culpabilité, empreinte

d'humilité, se colore parfois de méfiance d'autrui, d'une très faible idée de persécution. « Le soupçonneux n'est-il pas son portrait? »

> ... Il se gare de qui le suit
> Comme d'une mauvaise atteinte,
> Pèse une odeur, creuse une teinte,
> Sonde un aspect, ausculte un bruit.

> ... Dans l'éloge ou dans le pardon
> Il entend sourdre une menace.

Mais c'est là plutôt la crainte vague d'un anxieux, une sorte de phobie générale. En tout cas, si l'idée de suspicion s'est quelquefois précisée jusqu'à une idée de persécution, trop peu d'éléments nous permettent de nous y arrêter.

Ces idées fixes sont-elles des idées délirantes proprement dites? La limite indistincte qui sépare le délire du concept logique et normal devient singulièrement imprécise lorsqu'il s'agit d'une idée complexe comme la Mort, toute enveloppée de facteurs émotifs, dont le retentissement sur la sensibilité est essentiellement variable. Quelque imprévue qu'elle soit parfois, l'intrusion de l'idée funèbre dans une page de Rollinat n'est jamais absurde. Et même dans les cauchemars les plus fantaisistes, rien ne nous permet d'affirmer le caractère délirant d'une vision macabre. De même l'idée du Remords peut être fort raisonnable chez le poète. Elle ne devient pathologique que par sa fixité, par ce qu'elle a d'obstiné et de vague, de douloureux et d'imprécis. Mais le moyen de savoir si ce remords est légitime ou s'il est né en parasite dans un esprit anxieux ?

En tout cas, Rollinat l'accepte sans protester. Il n'en est pas toujours ainsi pour d'autres idées, ou d'autres émotions. Cette passivité de l'esprit, qui lui fait admettre comme siennes des images cérébrales anormales, est inconstante. La Mort qu'il a toujours en vue, qui empreint toutes ses pensées, fait jaillir parfois devant ses yeux des images contre lesquelles il se révolte, des pensées qu'il sent étrangères à lui.

L'*Obsession* remplace alors l'idée fixe. Le macabre surtout s'impose à l'esprit de Rollinat, et c'est avec une véritable souffrance que le poète sent sa volonté irrésistiblement submergée par ces images étrangères. Rappelons l'Angoisse des *Névroses :*

> — Ce que je vois, ce que je touche,
> Sons, parfums, tout suinte le deuil,
>
> — Mon rêve est plein d'ombres funèbres.
>
> — Enfin, Satan seul peut me dire
> S'il a jamais autant souffert...

Et ailleurs, il parle de son effort pour

> ... Maîtriser sa névrose,

c'est-à-dire pour chasser de son esprit

> Mille sujets hideux, plus noirs que les ténèbres.
> *(Les Névroses : la Chimère.)*

Le ton surtout est caractéristique lorsqu'il décrit des scènes funéraires où il mêle constamment les mots de torture, de hantise, d'horreur... Il nota d'ailleurs le caractère *obsédant* de ces visions dans ses dernières proses *(En errant* : Ce que dit la Mort). Pour délivrer les hommes du macabre,

> ... odieuse vision qui vous hante, et d'où vous vient votre épouvante de la Mort...

la Mort leur conseille :

> Guérissez-vous de ce cauchemar en vous affranchissant de ma pensée.

Ce n'est pas, quoiqu'il en semble, une vérité de La Palisse; Rollinat se débarassera de *l'obsession du macabre* (l'odieuse vision, etc...) en s'affranchissant de l'*Idée de la Mort*, c'est-à-dire en « s'occupant dans le calme », en se « reposant dans la douceur » :

> Contemplez les choses, communiez avec elles : elles finiront par vous imprégner de leur aimable indifférence et de leur grave sérénité.
>
> *(En errant.)*

C'est ainsi que, dès sa jeunesse, ses échappées dans la campagne lui permettaient de s'écrier :

> Enfin je nargue l'attirance
> Epouvantable du cercueil...
>
> *(Dans les Brandes.)*

Le vaste domaine du Macabre n'est pas le seul où Rollinat ait éprouvé cette pénible domination d'une idée étrangère. Nous avons noté déjà l'*obsession du mal*.

Le crime, l'idée malsaine qui inonde, par bouffées,

son cerveau malade : « *le Fantôme du Crime* », déjà cité, exprime à merveille le caractère impérieux, irrésistible, de ces idées étrangères.

L'obsession du suicide, que nous étudierons plus loin, avec l'impulsion qui l'accompagne.

Ces idées obsédantes sont loin d'être privées de ton émotif : elles s'accompagnent au contraire d'une sensation intense d'angoisse et de terreur, et nous avons vu au début de cette étude que c'est ce « frisson » tant recherché qui a d'abord attiré le poète dans l'abime du « Mal » et de la « Mort ». Mais d'autres obsessions portent ce caractère d'angoisse à un bien autre degré : c'est la Peur, l'obsession phobique généralisée, que le poète a longuement savourée dans la Nature. Avec elle, nous rentrons dans une autre série de phénomènes. Par la prédominance du facteur émotif sur le facteur idéatif, nous les considérerons comme troubles de l'Emotivité. Il est entendu que le passage de l'idée obsédante à l'obsession phobique est semé de tous les intermédiaires : nous sommes obligés à n'observer que les extrêmes.

II. — TROUBLES DE L'ÉMOTIVITÉ

Obsession phobique : L'Anxiété.

Si l'idée de la Mort s'accompagne d'un sentiment de crainte, si celle-ci devient prédominante dans certaines obsessions « cadavéreuses », elle n'est toujours que l'exagération pathologique d'un souci logique et normal, voire d'une peur fondamentale, base essen-

tielle de l'instinct de conservation. Mais cette émotion
est directement déterminée par l'idée où elle se rattache, et qui la domine totalement. Tout autre est
cette « Angoisse », cette « Peur » dont Rollinat
nous parle si fréquemment. C'est l'attente vague d'un
danger obscur, que ne semble motiver aucune image
extérieure. C'est comme un affleurement à la conscience de la méfiance confuse, instinctive, animale,
qu'inspire tout l'inconnu, le ténébreux, le mystère où
nous sommes plongés. C'est une impression bizarre,
et si savoureuse que — comme E. Poe, comme Mau-
passant — Rollinat s'est longuement arrêté à la sentir.
Il la décrit dans ses *Proses d'un Solitaire* :

J'affectionnais particulièrement ce côté de la rivière où
j'étais sûr de posséder la véritable solitude. Mais chaque
fois, surtout vers la fin de l'après-midi, à partir du complet
évanouissement du jour, j'y éprouvais un singulier malaise,
très savoureux d'ailleurs, qui se résolvait en une sorte de
ravissement poétique. Alors que j'étais le plus attentif à la
pêche, il m'arrivait de songer à regarder derrière moi, et
d'obéir si bien à cette inquiétude que je finissais par me
retourner. Le frisson me prenait souvent à fleur de peau,
je surveillais certains gestes, certaines courbures, certains
craquements d'arbres...

Un autre pêcheur apparaît soudain sur la même rive :

Je fus saisi par cette brusque apparition, qui dans un
endroit si désert, avec la tournure de mes idées, revêtait un
caractère passablement fantômatique. Un rapide examen
suffit pour me convaincre que j'avais bien devant les yeux
un personnage vivant, le plus rassurant de tous : un
pêcheur à la ligne.

(En errant : **Pêcheur de truites.)**

Nous trouvons dans cette page presque tous les signes caractéristiques de cette angoisse obsédante :

1º Elle surgit quand Rollinat est seul, le soir venu, tout entouré des forces obscures de la Nature, dont la Nuit va approfondir le mystère.

2º Elle apparaît brusquement, quand l'esprit est pleinement occupé d'un sujet quelconque, fût-il aussi calme et mesuré que le souci de la pêche.

3º Cette inquiétude commande au poète un geste instinctif : se retourner et s'assurer que le danger n'est pas derrière lui ; il sent que cela est absurde, il y résiste. Mais l'obsession est si impérieuse qu'il finit par lui obéir.

4º Ce mouvement, qui doit le rassurer, augmente encore l'inquiétude. Comme la fuite dans d'autres circonstances, toute action motrice qui est en rapport direct avec l'idée de la Peur la renforce, l'étaie de tout l'appui des sensations tactiles, musculaires, cénesthésiques. C'est grâce à elles que le poète *sent* son angoisse et en mesure l'intensité.

5º Sur l'imagination du poète, ainsi préparée, tout aspect nouveau, fût-ce l'apparition d'un autre pêcheur à la ligne, prendra une allure « fantomatique ». Une obsession plus précise, celle du spectre ou du *cadavre*, se greffe sur l'obsession phobique généralisée : Rollinat, cependant, la combat et l'écarte. C'est bien un personnage *vivant* qu'il a devant les yeux.

Nous avons remarqué déjà, dans les impressions que le poète recueille dans la Nature, cette fixation de son angoisse sur des objets ou des images capables de prendre une teinte funèbre. La Peur générale se rétrécit ainsi à une phobie du macabre. Nous l'avons analysée dans la Nuit de Novembre *(Névroses)*, nous la retrouvons encore dans les *Proses d'un Solitaire :*

Avec tout le possible d'éventualités susceptibles d'empêcher sa venue, le fait d'attendre quelqu'un, chez soi, la nuit, dans une campagne isolée, donne à ce quelqu'un du drame et du louche, revêt son être d'incertain. Et si le retard s'en mêle... il vous semble vraiment... que l'on attend l'arrivée d'un hôte fantastique, que l'on guette indéfiniment l'entrée soudaine, toujours plus temporisée d'un spectre ou d'un cadavre.

(En errant : Nature et Fantastique.)

Plus loin encore :

Il y a des gens que l'on esquive toujours précipitamment..., une confrontation avec eux suffisant pour assombrir votre journée, pour affecter votre imagination qui s'en frappe comme d'un cauchemar...

Tout d'abord, on tourne la chose au fantastique; on se croit hanté par de mauvais spectres. Mais quand on a raisonné et analysé l'impression produite, etc., etc.

On pourrait citer à l'infini : on retrouverait à chaque pas, d'abord l'angoisse vague et sans objet, la *phobie diffuse*, qui précise ensuite ses contours et enveloppe une image funèbre : *phobie systématisée.* L'une et l'autre présentent, à un degré aigu, le caractère des obsessions. Elles peuvent être assez violentes pour amener des hallucinations, vraies ou fausses, que nous aurons à examiner.

Nous ne pouvons quitter le chapitre des phobies sans noter l'insistance étrange avec laquelle Rollinat s'arrête sur certains sujets d'importance secondaire, qui semblent éveiller en lui de la gêne, un rudiment de crainte.

Certains animaux : le chat, le serpent prennent dans ses poèmes une figure bizarre. Le premier a quelque chose de magique, d'inquiétant, de diabolique. Le second est le symbole du danger traitre qui rampe silencieusement. Parmi les tortures du corps, la Rage semble avoir fait sur Rollinat une impression profonde. Mais ces phobies — au moins douteuses — sont trop peu accusées dans l'œuvre du poète pour qu'on puisse s'y arrêter ; elles n'auraient d'ailleurs qu'un caractère pathologique fort atténué et, en tous cas, leur importance serait minime, comparée aux autres phobies que nous venons d'analyser.

Ces obsessions, quelle que soit la violence de l'anxiété qui les accompagne, ne demeurent pas purement psychiques. Les images obsédantes, qui s'imposent à l'imagination du poète et qui se renforcent encore par l'effort fait pour les chasser, peuvent être colorées assez intensément pour paraître projetées au dehors et donner naissance à des impressions sensorielles : illusions, pseudo-hallucinations, hallucinations vraies. Essayons de les définir :

III. — TROUBLES DES PERCEPTIONS

Illusions et Pseudo-Hallucinations.

Rollinat emploie indifféremment, pour désigner les tableaux macabres ou fantastiques qui défilent devant ses yeux, les termes d' « Apparitions », d' « Hallucinations », de cauchemars... Il est intéressant cependant de préciser si le poète a été, à proprement parler, un halluciné, ou si ces représentations de scènes funèbres, ces spectres et ces tombeaux n'ont été que des images psychiques que leur violence a semblé extérioriser. Le problème se complique du fait que nous n'en pouvons juger que par ce que le poète veut bien nous en confier. Or, son livre n'est pas une confession ; si la sincérité de ses accents nous permet de conclure à la réalité de tel sentiment ou de telle passion, il n'en est plus de même quand il s'agit d'une représentation sensorielle, d'une image pittoresque, où l'art du littérateur s'applique à transposer les tonalités jusqu'à l'obtention de l'effet maximum. Un grand nombre de poèmes des *Apparitions*, des *Névroses*, nous décrivent des scènes effrayantes (l'Amante Macabre, par exemple), pleines de mouvement, de couleur et de sonorités. Rollinat s'y dépeint « stupéfié », « hagard », saisi de « terreur ». Mais sont-ce des hallucinations ? Nous ne savons pas s'il y a eu perception véritable, et c'est peu probable ; une telle abondance d'impressions sensorielles coordonnées, logiques, indiquerait un trouble très profond dont nous ne trouvons nulle trace dans la vie de Rollinat. Mais nous ne savons même pas quelle est la part du travail réfléchi de l'artiste pour combiner, composer, avec des éléments dont le nombre et la variété nous échappent, ces prétendues hallucinations. Aussi n'est-ce pas dans ces poèmes trop descriptifs que nous essaierons de découvrir des troubles des perceptions. Peut-être aurons-nous plus de chance de tomber juste

en examinant ces poèmes si gauches de *l'Abîme*,
essais d'autoanalyse. Dans *les Deux Solitaires*, par
exemple, Rollinat semble avoir noté deux aspects
différents de sa propre solitude. Dans l'un, le solitaire
sent, dès que le jour baisse, la Peur l'envahir. C'est
l'angoisse, la phobie diffuse, déjà rencontrée. Le cauchemar lui prend la main :

> La rentrée augmente vos craintes
> Qui métamorphosent d'un coup
> Votre escalier en casse-cou,
> Vos corridors en labyrinthe.

Pour se rassurer, le solitaire illumine sa chambre
avec « plusieurs bougies ».

> Or, cette précaution même
> Ajoute encore à votre effroi,
> Car vous songez trop au pourquoi
> De l'illumination blème.

Les bougies prennent l'air de cierges qui veillent
un mort. Chaque objet a une allure « louche et sca-
breuse ». Le « tac-tac » de l'horloge, les craquements
du parquet et des meubles deviennent des bruits
magiques.

> Et par degrés l'horreur qui couve
> Eclate entre vos quatre murs...

Ici pas d'apparitions, pas de visions effrayantes.
Mais on sent que le moindre souffle qui remuera un
rideau créera une illusion funèbre ; la seule activité
psychique du poète aura beau jeu pour projeter dans
cette chambre enchantée une scène d'horreur, vraiment hallucinante. Certes, il nous est impossible

d'affirmer que les choses se passent toujours ainsi, mais cela est le plus vraisemblable. Dans la « Nuit de Novembre », que nous avons déjà citée, quand Rollinat, hanté d'images lugubres, surexcité par la lecture des contes d'E. Poe, voit se dresser devant lui un revenant dont le bras squelettique tient un corbeau, cette apparition a tout à fait l'allure de ces pseudo-hallucinations que font naître l'obsession ou l'idée fixe de la Mort, extériorisation d'un ensemble d'images psychiques obsédantes, excessivement intenses.

C'est surtout, nous l'avons vu, à l'heure qui précède le sommeil que ces pseudo-hallucinations sont le plus nombreuses et le plus colorées ; c'est en effet alors que le contrôle de la conscience est le moins actif, et que l'intensité des perceptions sensorielles — ou de leurs images cérébrales — s'accroît de tout l'affaiblissement des impressions du dehors.

Quelle que soit la nature exacte de ces phénomènes : images psychiques, accompagnées ou non de véritable perception, ou d'interprétation illusoire d'impressions sensorielles réelles, — ils intéressent surtout la vue et secondairement l'ouïe. Ceux qui prennent le plus exactement le caractère d'une véritable hallucination (le spectre de la « Nuit de Novembre », *les Névroses)* sont purement visuels. D'autres se compliquent d'impressions auditives ordonnées et complexes : des chants, des déclamations, des harmonies musicales. Celles-ci ne sont jamais isolées mais constamment surajoutées à une « vision » fondamentale.

Peut-être y a-t-il quelquefois *illusion* auditive. Le poète, dominé par son obsession, projette hors de lui les images qui emplissent son imagination. Sous cette tension nerveuse, chaque bruit perçu tendra à s'adapter à l'ensemble du tableau. Une interprétation erronée de ces perceptions auditives les haussera au niveau de phrases musicales. La même transformation d'une sensation élémentaire en une impression plus complexe, mettant en œuvre une association d'images plus ou moins considérable, se retrouve dans certaines illusions tactiles. Les souffles légers du soir deviennent l'haleine farouche des bêtes fantastiques qui peuplent les forêts, les brandes, les clairières où danse le brouillard.

Ainsi, de ces tableaux horrifiants où s'est exercée la verve de Rollinat, une partie est trop empreinte de procédé littéraire pour que nous puissions y discerner le noyau, la cellule pathologique. Une autre partie ressortit au rêve vrai, que nous aurons à examiner avec les troubles du sommeil. Quelques poèmes seuls nous autorisent à admettre chez Rollinat l'existence de *pseudo-hallucinations*, nées de la projection au dehors d'images cérébrales intenses, liées à des idées obsédantes et aux obsessions phobiques.

IV. — TROUBLES DE LA CONSCIENCE ET DE LA PERSONNALITÉ

Nous ne pouvons nous attendre à trouver chez Rollinat des désordres profonds de la conscience et de a personnalité. Le souci scrupuleux, que le poète a eu jusqu'à ses derniers moments, de s'analyser ou de décrire ses impressions d'artiste suffirait déjà pour nous en avertir. C'est d'un regard lucide qu'il a suivi, isolé, — renforcé d'ailleurs par cette attention soutenue — la marche envahissante de ses obsessions, le caractère anormal de ses angoisses. Sa psychose, si elle existe, est *a priori* une psychose *avec conscience*. Les impressions si variées et si extraordinaires qu'il a méticuleusement enregistrées intéressent d'autant plus sa conscience qu'il les a d'abord exploitées pour un but artistique, descriptif, comprenant une part de travail intellectuel. Mais ce travail utilisant sans cesse des matériaux à peu près identiques, il s'est produit peu à peu une sorte de rétrécissement de la conscience autour du centre étroit où se nourrit l'inspiration du poète. L'idée fixe naissante absorbe tous les rayonnements de la vie intellectuelle. Le reste prend plus ou moins un caractère végétatif. Le nombre des impressions capables d'éveiller une réaction cérébrale intense diminue, se cantonne autour de ces images de la Mort et de l'idée du Remords. Le poète qui se rend vaguement compte de l'insensibilité progressive de tout un champ émotif, jadis normal, parle alors de son *indifférence*. C'est bien moins le trouble fondamental d'une sensibilité atténuée, tarie, qu'un trouble de l'*attention* limitée à un nombre assez faible de faits psychiques, et qui laisse les autres dans l'ombre. Cela est si vrai que Rollinat « indifférent », « mort à tout », est entièrement plongé dans l'idée fixe de la Mort — où il retrouve *entières* sa souffrance et son angoisse.

Un tel rétrécissement de la conscience entraîne une modification sensible de la personnalité. L'unité du moi, la coordination de cet ensemble complexe de faits de conscience et de phénomènes subconscients ou inconscients, est forcément altérée par l'attention exagérée que Rollinat apporte à une série de ces phénomènes et par l'indifférence avec quoi il accueille les autres. Mais le trouble le plus profond apporté à la personnalité du poète est celui que lui causent ses obsessions, et surtout celles où l'impression émotive est le plus pénible, celles qu'il combat le plus violemment, à qui il attribue en retour le plus de ténacité et de violence. Les idées criminelles qui le traversent *(les Névroses : Fantôme du Crime)* mettent en opposition deux personnalités distinctes : celle qui obéit à l'obsession, à l'impulsion ; l'autre, consciente, qui l'examine et la juge. Mais ici encore, il faut faire la part du procédé littéraire, qui simplifie et schématise les faits psychiques pour tirer, de la vigueur forcée de leur opposition, un *effet* artistique. Cependant, cette ébauche de dédoublement, ce trouble léger de la personnalité, inquiète Rollinat, qui l'a noté et le retrouve dans ces moments où l'angoisse l'assiège :

Tel artiste hanté, devant sa table ou son piano, aura cette tressaillante pensée qu'il est couvé par l'irréel, environné d'un assoiement d'ombres et de formes impalpables, qui suivent ses mouvements, le considèrent, le surveillent... Alors, dans cette atmosphère de spectres, pour rien au monde, il ne se retournerait... Sachant derrière lui un personnage fantôme..., etc.

L'homme est donc bien par lui-même une *terrible et*

mystérieuse personne double, et chez lui, le nerveux sensitif est bien le possédé de l'autre, puisqu'il a l'effroi, jusqu'à en pouvoir mourir, de tous ces dehors-visions..., etc.

(*En errant :* Nature et Fantastique.)

Cette idée est mieux précisée encore quand Rollinat parle de ses rêves :

Ce qu'il y a parfois de si redoutable dans mes rêves... ce sont certaines et innombrables pensées que je *ne reconnais pas pour les miennes...* (comme si...) mon esprit *totalement dépersonnalisé* était devenu le rendez-vous d'une multitude d'âmes inconnues s'ignorant autant entre elles que je les ignore moi-même.

(Nature et Fantastique.)

N'est-elle pas assez caractéristique, cette préoccupation du poète au sujet de simples scènes de rêve, où il guette de toutes ses forces attentives le trouble inquiétant de sa pensée, la lésion possible de sa raison, la désagrégation lointaine de sa personnalité. Si l'ébauche en est sensible, elle est manifestement exagérée par l'attention excessive qu'y prête le poète. Et ce trouble à peine entrevu pourra donner naissance à une crainte nouvelle, obsédante aussi, que nous avons notée : celle de la Folie.

Cette observation profonde que Rollinat a exercée sur ses propres troubles psychiques, les a notablement renforcés ; mais peut-être a-t-elle en revanche, atténué les effets d'une autre série de phénomènes, où nous n'aurons que peu de choses à dire : les troubles de l'activité.

V. — TROUBLES DE L'ACTIVITÉ

Nous avons pu, au long de l'œuvre de Rollinat, noter le ton émotionnel constamment attristé qui colore les réactions du poète aux impressions du dehors. Mais la mimique, les gestes, l'expression extérieure de ces émotions fondamentales sont loin de nous être facilement accessibles. Seule l'étude approfondie de la vie de Rollinat, telle qu'elle nous apparaîtra à travers les souvenirs de ses amis, de ses contemporains, nous permettra de la fixer avec quelque précision. Nous réserverons ce point — comme tant d'autres — pour un travail ultérieur. Quelques indices épars çà et là nous permettent cependant d'en deviner le sens général.

Le goût de Rollinat pour la solitude, sa préoccupation de la Mort, la chute de ses illusions et de ses rêves ont progressivement enfermé le poète dans une tristesse aboulique et désenchantée, dont nul effort ne peut le faire sortir. Il évite une activité qu'il sait être vaine, et il a trop eu à souffrir des expansions sincères de sa jeunesse pour ne pas s'épargner désormais d'aussi décevantes agitations.

Il semble prendre plaisir à rester des heures au coin de son feu : l'esprit figé dans son rêve anxieux et morose, il sent monter en lui, avec la douce chaleur du foyer, cette vague de torpeur, cette « léthargie provisoire » qui submerge jusqu'au trouble éternel de sa conscience *(En errant :* le Feu). Quelque élément plus précis que puisse nous apporter la vie du poète,

son œuvre le présente comme un *déprimé*, un *douloureux passif*. Le portrait de Rollinat par J. Neige,
reproduit en tête de *Dans les Brandes* synthétise en
un ensemble saisissant cette tristesse contractée, cette
attente inquiète. Mais c'est la mimique encore violente
d'une douleur active, prête à des élans, à de vigoureux
mouvements de passion. Les derniers portraits du
poète ont des traits abattus, une expression morne,
où la seule activité semble restreinte et figée dans le
pli du front — véritable « oméga mélancolique » et
dans la fixité du regard lointain et étrange.

Mais si le burin d'un graveur ou le pinceau d'un
aquarelliste peuvent nous donner une idée de cette
mimique, — il sort des limites de cette étude de nous
y attarder. Un trouble plus précis de l'activité —
l'impulsion au suicide — semble par contre avoir
laissé dans l'œuvre de Rollinat des traces assez
précises.

L'impulsion au suicide.

Nous avons laissé dans l'ombre, à propos des
« Obsessions » de Rollinat, celles qui entourent l'idée
du suicide : c'est que cette idée obsédante est constamment accompagnée de l'ébauche du geste qui la réalise.
La même volonté étrangère qui agite en son esprit
des images funèbres et criminelles pourra aller jusqu'à forcer son bras. Rollinat note les étapes de ce
passage d'une obsession simple à l'impulsion irrésistible. Au fond de sa douleur, incapable de réaliser
son rêve, accablé par le doute et la désespérance, la
Mort qui le hantait l'a appelé à elle. Il résiste de toute

sa force contre ce mouvement qui s'ébauche en lui : il appelle à son secours la compagne qu'il aime, celle qui rayonne de la douceur et de la paix, — son « étoile » de tendresse :

Accours me protéger, si jamais dans mon sein
Serpentait l'éclair rouge et noir du suicide.

(Les Névroses : l'Etoile du Fou.)

Mais même ce secours ultime disparait :

La femme que j'aimais est morte;
L'Ami qui me restait m'a nui,
Et le suicide à ma porte
Cogne et recogne jour et nuit.

(Les Névroses : l'Angoisse.)

Comment le poète y résisterait-il? Mais devant la réalisation du geste fatal, une double barrière se présente : d'abord sa volonté consciente, — de plus en plus affaiblie, — ensuite une aboulie invincible, telle que le poète est incapable de vouloir les mouvements nécessaires pour se suicider.

1° L'effet de la volonté force l'impulsion à se cantonner dans le domaine *psychique :* l'idée obsédante du suicide s'est accompagnée de la représentation précise du geste à accomplir; la violence de cette représentation se mesure par la résistance que le poète lui oppose, — par cette sensation confuse de tension musculaire, par ces impressions cénesthésiques qui marquent la participation du système sensi-moteur à une représentation psychique. La volonté consciente a opposé son veto. L'impulsion demeure *intellectuelle.*

2° D'autres fois, l'impulsion peut être si violente que la volonté finisse par céder ; mais, dans ce cas, l'acte impulsif qui tend à se réaliser, prend un caractère moins hautement cérébral. Il semble que la volonté du poète soit non pas vaincue, mais prise en défaut. Si la seule violence de l'impulsion suffisait à l'emporter sur l'énergie volontaire du poète, rien n'empêcherait le suicide de se réaliser. Ici, pas de lutte angoissante, pas de véritable résistance. Dans la conscience endormie du poète passe l'idée du suicide ; il prend une arme et la laisse tomber...

> Je prends un pistolet ! Horreur ! ma main le lâche !

Le réflexe conservateur, l'horreur instinctive de la Mort arrête le mouvement impulsif. Parfois même l'idée du suicide n'est plus combattue, et l'effort de sa volonté éteinte tend en vain à réaliser le geste mortel.

Que de fois l'homme s'écrie :

> A nous deux, pistolet brutal !
> Sans que jamais il se décide
> A se donner le coup fatal.
>
> *(Les Névroses :* la Céphalalgie.)

L'heure n'a pas sonné encore. Trop de lucidité ou trop de liens obscurs attachent encore le poète à la vie. La mort l'appelle :

> Son ennui tourne autour sa détresse le frôle
> Mais il se réduit aux apprêts.
>
> *(L'Abîme :* le Pistolet.)

Mais le suicide n'est pas toujours resté « abou-

lique ». Rollinat ne s'est pas toujours arrêté à temps.
Ce point est trop important pour que nous ne sortions
pas un instant de son œuvre pour entrer dans la vie
du poète. Une légende a couru, qui attribue sa mort à
un suicide.

Ainsi présentée, cette affirmation est absolument
inexacte. Mais un geste désespéré a, en fait, précédé
de quelques mois la mort du poète. Des témoignages
précis — en particulier celui de Geffroy *(Revue du
Berry*, numéro consacré à Rollinat) — affirment
que la blessure légère que Rollinat s'est faite ainsi
était absolument cicatrisée quand il succomba à un
carcinome rectal. Nous espérons pouvoir développer
ultérieurement ce point de la biographie du poète.
Nous n'avons voulu en rapporter ici que l'élément
indispensable à la conclusion d'un chapitre sur l'impulsion au suicide.

VI. — TROUBLES PHYSIQUES

Nous ne trouvons dans l'œuvre de Rollinat qu'une
quantité infime d'éléments qui puissent nous guider
dans cette recherche. Si nous savons que le poète a
souffert physiquement, cette souffrance ne s'exprime
dans son livre qu'en termes fort imprécis. Seule, une
page des *Proses d'un Solitaire* décrit la « Céphalée »
avec un luxe extraordinaire d'images. Dans *les
Névroses*, la « Céphalalgie »,

> Supplice inventé par Satan,

symbolise toute la psychose du poète, avec ses

anxiétés et ses remords. Ce sont là les seuls aveux —
et combien vagues! — où apparaisse le mal physique
qui rongeait Rollinat.

Son œuvre n'est pas plus riche en renseignements
touchant sa sensibilité externe ou organique. Toutes
ses impressions sensorielles sont transfigurées par son
imagination d'artiste et ses procédés de littérateur :
Nous n'avons rien à y récolter.

Seul, *le Sommeil*, par la richesse de ses rêves et
l'horreur de ses cauchemars, peut-être aussi par son
étrange ressemblance avec la Mort, a longuement
inspiré le poète. Il se plaint, à plusieurs reprises, de
ses *insomnies*. Il s'effraie surtout à l'approche de la
nuit, à l'idée de cette chambre fermée où le sommeil
ne viendra pas, et qui s'emplira peu à peu de fantômes.
Cette insomnie est liée directement à ses idées fixes et
à ses obsessions. C'est à cette heure qu'il sent plus
violemment l'angoisse l'étreindre, le Remords le tour-
menter, la Mort le menacer. S'il essaie de lire, son
esprit distrait se désintéresse de la lecture. Et jusqu'à
l'heure où l'épuisement ferme enfin les yeux de
l'obsédé, la Peur le hante.

Le sommeil est venu — enfin — avec le cortège
mystérieux des rêves. Nous y retrouverons les mêmes
éléments d'angoisse. Cela ne veut pas dire, certes, que
tous les rêves de Rollinat ont été des défilés de
cadavres, d'une torturante fantaisie funèbre. Mais c'est
ceux-là, seuls, que le poète ait retenus dans son
œuvre : et il leur donne une place en rapport avec
leur éclat, leur pittoresque et l'intensité de l'émotion
qu'il ressent. Tantôt il se voit enterré vif, ou bien le

cadavre de son amante le convie au cercueil. Le poète se réveille haletant, la gorge serrée, la poitrine oppressée, livide : c'est le *cauchemar*.

Les images qui défilent ainsi dans l'imagination de Rollinat, en lui fournissant des éléments artistiques nouveaux, augmentent la violence de ses idées fixes, de ses obsessions et de son anxiété.

En outre, le poète, inquiet de ces images désordonnées qui l'envahissent chaque nuit, les analyse avec une attention profonde. Il y démêle — non sans crainte — des idées malsaines, criminelles — qui lui laissent comme un remords. Il ne les reconnaît pas comme vraiment siennes, et pourtant elles sont en lui et le forcent d'agir. Pour peu qu'une idée à peu près pareille lui traverse l'esprit, pendant le jour, son esprit prévenu y reconnaitra le même caractère étranger, obsédant : l'attention qu'il a prise à noter cette prétendue *dépersonnalisation*, dans ses rêves, servira surtout à exagérer considérablement l'ébauche du dédoublement que ses obsessions apportent à sa personnalité, — la seule, celle de *la veille*, celle où concourent tous les éléments conscients et inconscients qui la définissent.

Ainsi, chaque cauchemar renforce à peu près tous les éléments pathologiques qui composent la psychose de Rollinat. Un échange de mauvais procédés s'établit entre ses veilles et ses rêves. Si des images calmes et simples de la Nature ont, un jour, apaisé le tourment du poète, la Nuit rouvrira toute grande la porte maudite du Délire...

RÉSUMÉ ET DIAGNOSTIC

———

Nous nous sommes efforcé de relever, dans cette analyse de l'œuvre de Rollinat, les caractères dominants de son intelligence, de son émotivité, de sa personnalité. Certes, bien des traits nous manquent pour que nous puissions espérer avoir tracé un portrait sans défaut. Tel qu'il est, il nous semble pourtant assez précis pour qu'on en puisse tirer les éléments d'un diagnostic psychiatrique. Mais on pourrait tout d'abord se demander jusqu'à quel point Rollinat est un *malade*.

Cette sensibilité suraiguë, cette prédisposition excessive au triste et au malsain, tant d'autres caractères du poète en peuvent faire un « déséquilibré », un original. Mais, n'est-il pas excessif de le ranger sous l'étiquette d'une psychose déterminée?

Cependant, les troubles divers que nous avons essayé de dégager au cours de cette étude, nous semblent assez intenses, assez nombreux et assez caractéristiques pour que nous soyons tenté de les rapprocher d'un type classique de la médecine mentale. Nous nous croyons encore autorisé à le faire par l'impression qu'ont eue, de Rollinat, les plus éclairés de ses contemporains. — « Rollinat a *vécu sa névrose* », — nous dit Barbey d'Aurevilly. Le terme est sans doute impropre, mais qu'importe ? — Si le poète donne, dans sa vie, l'impression d'un malade mental, les signes que nous avons recueillis dans son œuvre nous aideront à esquisser sa physionomie psycho-pathologique.

Une prédisposition originelle, oriente l'esprit du poète — son intelligence et son émotivité — vers l'inquiétude et la tristesse. De toutes les impressions que la vie lui apporte, il ne retient que les plus sombres et les plus douloureuses. Poète, son génie le force à s'exprimer, à se décrire. Il utilise les images qui font sur lui la plus forte impression de tristesse pour l'élaboration d'une œuvre artistique. Il cisèle les plus pittoresques et les plus intenses : la Mort, le Mal. Il les cultive, les isole, les renforce. Il analyse l'impression d'effroi qu'elles produisent. Il prend ainsi conscience de l'étendue infinie de sa sensibilité : il vit alors intensément, avec volupté. Cette tristesse et cette angoisse qu'il croit avoir créées, tant il les a paroxysmées en lui, le cloisonnent de tout ce qui peut les atténuer. La pensée du poète *se concentre* uniquement sur quelques idées dominantes : véritables *idées fixes*. Elles prennent, de cet isolement même, une telle exubérance que Rollinat lui-même s'en inquiète. Elles s'agitent en lui, malgré lui : *c'est l'obsession*. Sa conscience s'étonne de se trouver deux volontés : — la sienne — et cette étrangère qui lui impose des songes, des gestes ; la solitude lui facilite cette sombre autoanalyse. Sa conscience en éveil renforce son inquiétude en lui créant un Remords, en lui dévoilant le trouble croissant de sa Raison.

Indifférent à tout ce qui ne rentre pas dans le cercle rétréci de ses idées tristes, il agite sans cesse en son esprit anxieux la Mort, le Remords, le Scrupule, le Doute. A peine si les horizons apaisés de sa campagne le soulagent de ce tourment. Il les peuple encore de visions obsédantes, peut-être hallucinatoires. Et même son sommeil le plonge plus profondément dans l'Abîme...

Nous ne nous arrêterons pas à faire un diagnostic différentiel. Cet ensemble symptomatique devra être complété par les signes que nous espérons tirer ultérieurement de la vie du poète. Contentons-nous aujourd'hui de rapprocher Rollinat, tel que son œuvre nous le montre, d'un type clinique connu. Le poète semble atteint de :

Mélancolie anxieuse chronique, avec concentration douloureuse de la pensée sur des idées de Mort, de Scrupule, de Misanthropie. Il s'y joint des idées fixes, des idées obsédantes, des Phobies hallucinatoires (pseudo-hallucinations) avec tendance au suicide. A un degré léger, on y observe du rétrécissement du champ de la conscience et une ébauche de dédoublement de la personnalité.

Cet ensemble est constamment dominé par la *lucidité* de Rollinat, qui a conscience de son état maladif: c'est une *Mélancolie avec Conscience.*

Nous laisserons à un travail ultérieur le soin de rattacher cette psychose à des troubles organiques.

Nous savons que Rollinat est mort d'un carcinome rectal, dont le poète a longtemps souffert. Les circonstances nous ont empêché d'approfondir ce facteur étiologique, quelque importance qu'il ait.

Nous nous bornerons donc aux conclusions suivantes :

CONCLUSIONS

I. — L'œuvre de Rollinat porte la marque de troubles sensibles de l'intelligence, de l'émotivité, de la conscience et de la personnalité. On y note encore quelques troubles organiques d'importance secondaire.

II. — L'ensemble de ces troubles dessine un type clinique que nous définirons ainsi : *Mélancolie anxieuse avec conscience*, doublée d'*Idées fixes et idées obsédantes*, de *Phobies avec hallucinations et pseudo-hallucinations, et de tendance au suicide*, — accompagnée de troubles secondaires de la Conscience et de la Personnalité (ébauche de dédoublement).

III. — Ces troubles psychopathiques pourront être rattachés étiologiquement, dans une étude ultérieure, à une *lésion organique de l'appareil digestif :* à ce carcinome rectal dont est mort Rollinat.

BIBLIOGRAPHIE

1º OUVRAGES ET ARTICLES SUR ROLLINAT

M. Rollinat, *Œuvres complètes* (poésies et proses), Charpentier,
13 vol.

Revue du Berry, passim, de 1885 à 1904.
— Numéro consacré à Rollinat (1904).
— *Correspondance inédite de Rollinat* (quelques lettres). —
Article de J. Pierre, numéro de janvier 1905; numéro
d'octobre 1906.
— *Articles de presse* de A. Wolff, J. Barbey d'Aurevilly,
Gustave Geffroy, etc.
— *Lettres privées des contemporains du poète.*

2º OUVRAGES DE PSYCHOLOGIE ET PSYCHIATRIE

H. Bergson, *Essai sur les données immédiates de la conscience*
(Alcan, 5ᵉ édit., 1907).
— *Matière et Mémoire* (Alcan, 1906).
— *L'Évolution créatrice* (Alcan, 1906).
Ballet (Gilbert), *Traité de Pathologie mentale*, Doin, 1903.
Devaux et Logre, *les Anxieux* (Masson, 1916).
James (William), *Théorie des Émotions* (Alcan, 1913).
P. Janet, *les Névroses* (Flammarion, 1909).
P. Janet et Raymond, *Névroses et idées fixes* (Alcan, 1907).
— — *les Obsessions et la Psychasténie* (Alcan, 1908).
Lépine (Jean), *Cours magistral* (été, 1914).
Régis, *Précis de Psychiatrie*, 5ᵉ éd. (Doin, 1914).
Ribot, *Maladies de la personnalité* (Alcan, 1907).
— *Maladies de la mémoire* (Alcan, 1911).
— *Maladies de la volonté* (Alcan, 1912).
— *Psychologie de l'attention* (Alcan, 1913).
Savoureux (Le), *Le Spleen*, thèse, Paris, 1913.

TABLE DES MATIÈRES

Lyon. — Imprimerie A. Rey, 4 rue Gentil. — 72750

www.ingramcontent.com/pod-product-compliance
Ingram Content Group UK Ltd.
Pitfield, Milton Keynes, MK11 3LW, UK
UKHW022042170726
13837UKWH00002B/734